ANOUSHKA DAVY

Mein Power-Programm gegen Entzündungen

Mit 30 leichten und gesunden Rezepten

© Welbeck Books Ltd
Originaltitel: *The Anti-Inflammation Plan*

Texte © Anoushka Davy 2020
Rezepte und Grafikdesign © Welbeck Non-Fiction Limited,
Teil der Welbeck Publishing Group Limited 2020

Rezepte von Heather Thomas

Anoushka Davy beansprucht ihre Rechte, als Autorin dieses Werks
identifiziert zu werden, in Übereinstimmung mit dem Copyright, Designs
and Patents Act 1988 des Vereinigten Königreichs.

© für diese deutsche Ausgabe: Ullmann Medien GmbH,
Rolandsecker Weg 30, 53619 Rheinbreitbach

Übersetzung aus dem Englischen, Lektorat: Katrin Höller/writehouse,
Köln
Satz: writehouse, Köln
Coveradaption: Beate Lennartz
Gesamtherstellung: Ullmann Medien GmbH, Rheinbreitbach

ISBN 978-3-7415-2485-1
10 9 8 7 6 5 4 3 2 1
www.ullmannmedien.com

Dieses Buch ist nicht als Ersatz für die medizinische Beratung von einem
Arzt gedacht: Bitte konsultieren Sie für alle Belange, die Ihre Gesundheit
betreffen, stets Ihren Arzt oder Gesundheitsdienstleister – besonders bei
etwaigen Symptomen, die eine Diagnose oder medizinische Aufmerksamkeit erfordern.

Sämtliche Tipps und Ratschläge dieses Buches wurden mit der größtmög-
lichen Sorgfalt recherchiert. Die Anwendung erfolgt dennoch auf eigene
Gefahr. Eine Haftung des Verlages/der Autorin ist ausgeschlossen.

ANOUSHKA DAVY

Mein Power-Programm gegen Entzündungen

Mit 30 leichten und gesunden Rezepten

INHALT

Einführung 7

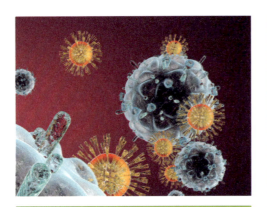

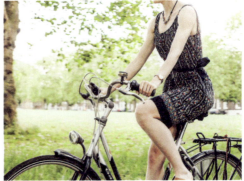

Teil 1:
GRUNDLAGENWISSEN ... 8
Was ist eigentlich eine Entzündung? 10

Wie Entzündungen auf den
Körper wirken 14

Ursachen für Entzündungen 16

Entzündungen aufspüren 24

Teil 2:
LEBENSSTIL ... 32
Gesunde Gewohnheiten 34

Stress 36

Schlaf 40

Bewegung 43

Gewicht 44

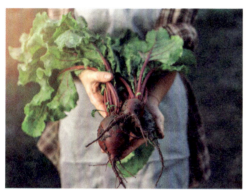
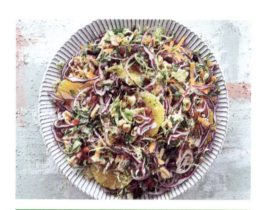

Teil 3:
ERNÄHRUNG 46

Eine antientzündliche Ernährung 48

Potenziell entzündungsförderndes Essen 54

Was sonst noch hilft 57

Entzündungshemmende Lebensmittel 62

Ein kurzer Blick auf Nährstoffe 82

Teil 4:
REZEPTE 84

Frühstück 86

Snacks und kleine Gerichte 96

Hauptgerichte 110

Desserts 120

Quellen 124
Register 125
Danksagung 128

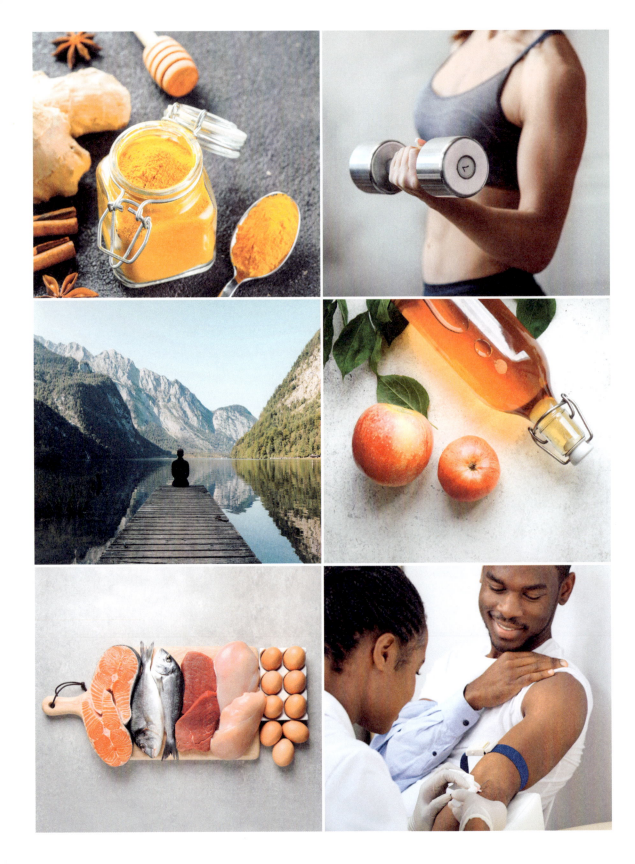

EINFÜHRUNG

Vielen, wenn nicht allen chronischen Erkrankungen liegt ein Prozess zugrunde, mit dem sich auch das Auftreten von Herzinfarkten, Osteoporose und kognitiven Einbußen erklären lässt. Er verbindet auf den ersten Blick unterschiedliche Leiden wie Asthma, Ekzeme und Fruchtbarkeitsprobleme und ist für viele weitere Beschwerden wie Gliederschmerzen, verstopfte Nasen und schmerzhafte Migräne verantwortlich. Diesen Prozess nennt man Entzündung.

Eine Entzündung ist grundsätzlich als eine natürliche und hilfreiche Reaktion des Körpers zu verstehen, aber wie Sie in diesem Buch lesen werden, können viele Aspekte unserer heutigen Ernährung und unseres Lebensstils nicht notwendige Entzündungen auslösen und chronisch in Gang halten, was eine Überbelastung des Immunsystems darstellt. Denn hält eine Entzündung über einen langen Zeitraum an, kann sie im Körper viele Schäden anrichten und das Risiko, Krankheiten wie Krebs, Diabetes und Herzerkrankungen zu entwickeln, erheblich erhöhen. Entzündungen können zu vorzeitiger Alterung führen und werden heute auch als ein Hauptgrund für den Alterungsprozess angesehen. Immer mehr Menschen leiden allerdings auch schon in jungen Jahren an chronischen Entzündungen, was sich negativ auf ihre Gesundheit und Lebensqualität auswirkt.

Doch all dem können Sie selbst kraftvoll und effektiv entgegenwirken – indem Sie die der Entzündung zugrunde liegenden Ursachen angehen, indem Sie entzündungshemmende Lebensmittel zu sich nehmen und Ihren Lebensstil entsprechend anpassen. Auf den nächsten Seiten lernen Sie die Hauptursachen von Entzündungen kennen (z.B. Ernährung, Lebensstil, Umwelt) sowie die wichtigsten Maßnahmen, die Sie ergreifen können, um Entzündungen vorzubeugen oder zu behandeln und Ihren Lebensstil an einer optimalen Gesundheit auszurichten. Im letzten Kapitel finden Sie 30 ausgewählte Rezepte für Frühstücke, kleine Snacks, Hauptgerichte und Desserts. Sie alle sind frisch, lecker und gesund und wurden so zusammengestellt, dass sie möglichst viele entzündungshemmende Zutaten enthalten. Auf Ihre Gesundheit!

Anoushka Davy

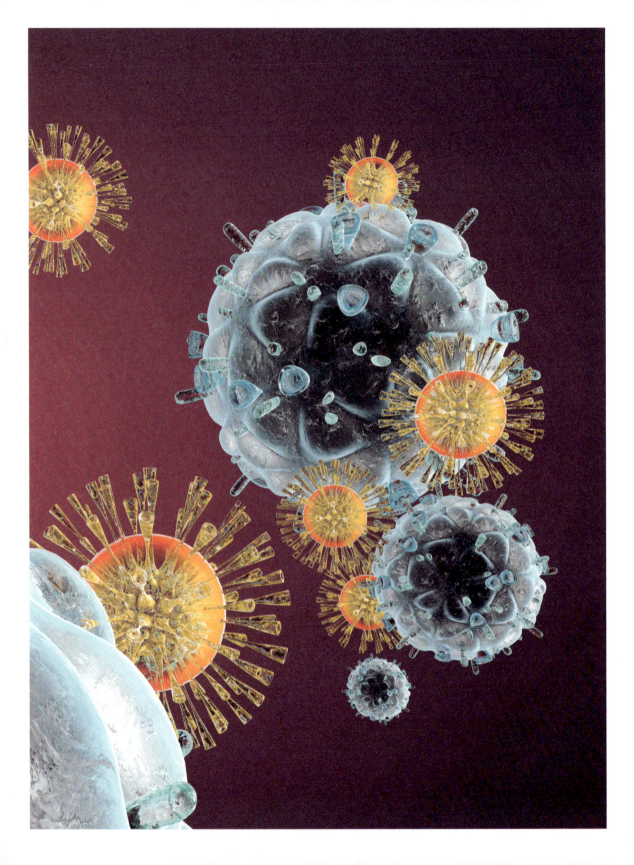

1

GRUNDLAGEN WISSEN

In diesem Kapitel erfahren Sie, warum Entzündungsreaktionen für die Erhaltung Ihrer Gesundheit eine so wichtige Rolle spielen, woraus der Unterschied zwischen einer akuten und einer chronischen Entzündung besteht und wie eine langwierige Entzündung Ihr Risiko für chronische Krankheiten erhöhen kann. Lesen Sie außerdem etwas zu den Ursachen für chronische Entzündungen – hier geht es unter anderem um Faktoren wie Umwelt, Ernährung und Lebensstil – und machen Sie den Test, der Ihnen Hinweise darauf gibt, in welchen Bereichen Sie Ihren Körper besonders unterstützen sollten, um Entzündungen in Schach zu halten.

WAS IST EIGENTLICH EINE ENTZÜNDUNG?

Bevor wir detaillierter beschreiben, warum, wann und wie eine Entzündung auftritt, sollten wir den Begriff „Entzündung" zunächst kurz erklären.

Eine Entzündung ist eine Maßnahme des Körpers, mit der er auf Dinge reagiert, die Schaden anrichten könnten, wie eine Verletzung oder eine Infektion. Sie ist ein komplexer Prozess, an dem viele chemische Stoffe mitwirken. Durch eine Entzündung versucht der Körper, sich zu schützen und zu heilen.

Wann eine Entzündung nützlich ist

Unser Körper ist jeden Tag einer Vielzahl schädlicher Bakterien, Viren und giftiger Chemikalien ausgesetzt, doch besitzt er ein eindrucksvolles Aufgebot an Abwehrmechanismen, um uns vor diesen Gefahren zu schützen, und die Entzündung ist eines seiner nützlichsten Hilfsmittel. Als wichtige biologische Funktion unseres Immunsystems schützt sie uns und hält uns gesund.

Entzündungen können Infektionen stoppen, giftige Substanzen beseitigen sowie offene Wunden heilen und schließen. Dass Ihr Körper gerade in Form einer Entzündung auf etwas reagiert, erkennen Sie an einem oder mehreren der fünf Hauptanzeichen einer akuten Entzündung (siehe rechts). Diese Symptome können zwar unangenehm sein, aber die Entzündung ist für uns überlebenswichtig. Ohne sie würden wir recht schnell sterben: Wunden würden schwären, und Infektionen würden lebensbedrohlich werden. Schon bei kleinsten Vorfällen – einer Schnittwunde, einer Schramme am Knie, dem Verzehr halbgarer Meeresfrüchte – sorgt der Körper sofort für eine Entzündungsreaktion, um die Situation zu entschärfen. Ihr Immunsystem reagiert jeden Tag auf Gefahren, unterstützt Sie bei der Heilung und verhindert, dass sich eine Kleinigkeit zu einer Bedrohung auswächst.

Stellen Sie sich Ihr Immunsystem als Armee vor und die Entzündung als deren Waffe. In der Armee gibt es viele Funktionen – Scharfschützen, Panzerführer usw. So ist es auch beim Immunsystem, nur dass das dortige Personal aus weißen Blutkörperchen, Antikörpern, Histamin, Komplement-Proteinen und Zytokinen – die sowohl entzündungsfördernd als auch antientzündlich sein können – besteht. Diese warten überall im Körper auf ihren Einsatz. Erfolgt ein bestimmter Reiz, z.B. eine Invasion von Bakterien, werden die Immuntruppen sofort für den Angriff mobilisiert. Die weißen Blutkörperchen sind meist als Erste am „Kriegsschauplatz". Sie halten den Feind auf verschiedene Art auf: Manche greifen Keime direkt an, manche produzieren Antikörper und manche geben entzündungsfördernde Zytokine ab, die den Prozess beschleunigen. Sobald die Bedrohung neutralisiert wurde, verlassen Ihre Truppen den Schauplatz und das Gleichgewicht ist wiederhergestellt. Diesen Vorgang, die akute Entzündung, möchte der Körper so schnell wie möglich abschließen, um Kollateralschäden auf ein Minimum zu beschränken.

Die fünf Entzündungszeichen

Entzündungen können Infektionen stoppen, giftige Substanzen beseitigen, offene Wunden heilen und verschließen. Dass Ihr Körper gerade mit einer Entzündung auf etwas reagiert, erkennen Sie an einem oder mehreren der fünf Entzündungszeichen:

- Rötung
- Schwellung
- Überwärmung oder Fieber
- Schmerz
- funktionelle Einschränkung

Die Entzündungsreaktion

Mit einer Entzündung reagiert der Körper auf Infektionen, Verletzungen (wie hier: ein Splitter) oder schädliche Gifte. Es erfolgt eine komplexe Abfolge biochemischer Ereignisse, darunter die Freisetzung chemischer Botenstoffe (z.B. Histamin), die Erweiterung von Blutgefäßen, eine erhöhte Durchblutung sowie eine Mobilisation von Plasma- und Immunzellen (z.B. Neutrophilen) hin zum Ort der Bedrohung. Eine akute Entzündung zeigt sich in fünf Hauptanzeichen (siehe oben). Wurde die Bedrohung neutralisiert, geht die Entzündungsreaktion zurück und das umliegende Gewebe kann wieder zum „Normalbetrieb" übergehen.

1. Zellen in der Nähe der Verletzung setzen chemische Signale (Histamin) frei.
2. Das Kapillargefäß weitet sich; die Durchblutung wird erhöht.
3. Weiße Blutzellen sezieren entzündungsfördernde Zytokine und wandern zum Ort der Verletzung, wo sie Bakterien zersetzen.
4. Aus den Kapillargefäßen wandern Blutplättchen zur Wunde, um sie zu schließen.

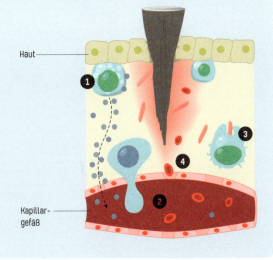

Chronische Entzündungen – wenn die Dinge außer Kontrolle geraten

Eine Entzündung ist wie ein Feuer: Ein kleines, kontrolliertes ist nutzbringend; ein unkontrolliertes ist gefährlich.

Nachdem das Immunsystem sich mit einer Aufgabe befasst hat, sollte sich die Entzündung beruhigen, sodass der Körper wieder in den Normalzustand kommt. Wird die Aufgabe aber nicht gelöst, kann das kleine Feuer zu einer lodernden, zerstörerischen Kraft werden. Werden die Flammen der Entzündung durch das Immunsystem in einem fehlgeleiteten Heilungsversuch weiter angefacht, kann das verheerende Schäden anrichten. Man bezeichnet dies als chronische Entzündung.

Chronische Entzündungen können Ihre DNA schädigen, die Bildung gefährlicher Ablagerungen in Ihren Arterien fördern und Ihre Gehirnfunktion beeinträchtigen. Sie können Gewebeschäden und innere Narbenbildung verursachen, Prozesse vorantreiben, die Ihr Risiko erhöhen, chronische Beschwerden zu entwickeln, und zunehmend Ihre Gesundheit schwächen.

Chronische Entzündungen sind die Basis aller chronischen Leiden wie Herzkrankheiten, Krebs und Schlaganfällen – Leiden, die jedes Jahr Millionen Menschen das Leben kosten. Zudem sind sie die treibende Kraft hinter einer Vielzahl „gewöhnlicher" Symptome und Beschwerden, die Ihre Lebensqualität ernsthaft beeinträchtigen können, z.B. Erschöpfung, Kopfschmerzen oder erschwerte Gewichtsabnahme. Die Lösung für eine chronische Entzündung finden Sie nicht in einer Pille. Medikamente können zwar Symptome reduzieren oder mildern, aber an den Ursachen der Entzündung setzen sie nicht an. Die Antwort darauf, wie Sie chronische Entzündungen hemmen oder verhindern können, liegt in Ihren eigenen Händen: Positive Veränderungen Ihrer Ess-, Bewegungs- und Lebensgewohnheiten helfen Ihnen dabei, sich besser und leistungsfähiger zu fühlen und und Ihren Gesundheitszustand deutlich zu verbessern.

Was als Lösung eines Problems beginnt, um Sie gesund zu erhalten und vor einem Schaden zu schützen, wird paradoxerweise selbst zu einem Problem – einem, das das gesamte Fundament, auf dem Ihre Gesundheit ruht, bedroht.

Chronische Entzündungen werden mit der Entstehung diverser Krankheiten in Verbindung gebracht, unter anderem:

- Alzheimer-Krankheit
- Asthma
- Atherosklerose (Arterienverkalkung)
- Aufmerksamkeitsdefizit-/Hyperaktivitätsstörung (ADHS)
- Autismus
- Autoimmunerkrankungen wie Hashimoto-Thyreoiditis und rheumatoide Arthritis
- Chronisch-entzündliche Darmerkrankungen
- Chronisches Erschöpfungssyndrom
- Demenz
- Depressionen
- Endometriose
- Fettleibigkeit
- Fruchtbarkeitsprobleme
- Hauterkrankungen wie Ekzeme, Psoriasis (Schuppenflechte) und Akne
- Krebs
- Polyzystisches Ovarialsyndrom
- Reizdarmsyndrom
- Schlaganfall
- Typ-2-Diabetes

Akute versus chronische Entzündung

Nachdem das Immunsystem sich mit einer Aufgabe befasst hat, sollte sich die Entzündung beruhigen. Ist dies nicht der Fall, kann die Folge eine chronische Entzündung sein. Chronische Entzündungen können das Risiko für viele Krankheiten erhöhen und den Alterungsprozess beschleunigen.

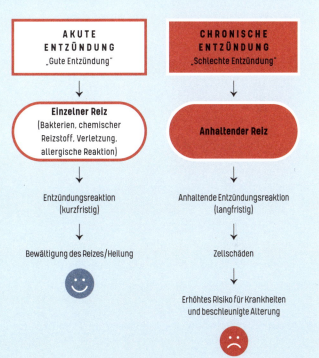

WIE ENTZÜNDUNGEN AUF DEN KÖRPER WIRKEN

Hier einige Beispiele dafür, wie Entzündungen auf verschiedene Teile des Körpers wirken:

Herz-Kreislauf-System

Es ist gut belegt, dass chronische Entzündungen bei der Entstehung von Atherosklerose die Hauptantriebskräfte sind. Ein dauerhafter Entzündungszustand kann die die Bildung von Plaques und Blutgerinnseln begünstigen - die beide das Risiko eines Herzinfarkts oder Schlaganfalls stark erhöhen können.

Gehirn

Das Gehirn ist durch die Blut-Hirn-Schranke, eine stark komprimierte Zellschicht, die die zum Gehirn führenden Blutgefäße auskleidet, vom Immunsystem abgetrennt. Das Gehirn besitzt jedoch ein eigenes Immunsystem, das neuroimmunologische System, das das Gehirn vor fremden Zellen, giftigen Chemikalien und Infektionen schützt. Wenn dieses System auf etwas Schädliches reagiert, wird im Gehirn und im zentralen Nervensystem ein entzündlicher Prozess in Gang gesetzt. Chronische Entzündungen erhöhen das Risiko für Depressionen, Angststörungen und neurodegenerative Erkrankungen wie Parkinson oder Alzheimer.

Muskeln

Die Skelettmuskulatur hat den größten Faseranteil des menschlichen Körpers. Zytokine, Signalmoleküle, die eine Entzündung fördern oder dämpfen, spielen bei der Entstehung und Zersetzung von Muskelfasern eine wichtige Rolle. Zu viele entzündungsfördernde Zytokine können zu starkem Muskulaturabbau führen. Die Balance kann durch viele Faktoren gestört werden, besonders durch Alterung. Chronische Entzündung ist ein Schlüsselfaktor bei der Entstehung der Sarkopenie, eines altersbedingten degenerativen Prozesses, der sich im Verlust von Muskelmasse, -kraft und -funktion manifestiert.

Knochen

Osteoporose, ein Leiden, bei dem die Knochen brüchig werden, wird auf diverse hormonelle, Ernährungs- und Stoffwechselfaktoren zurückgeführt, darunter Vitamin-D- und Calciummangel, zu wenig Geschlechtshormone (z.B. einen niedrigen Östrogenspiegel bei Frauen nach den Wechseljahren), Schilddrüsenprobleme und langes Sitzen. Doch zeigen Forschungen, dass auch Entzündungen Einfluss auf die Knochen haben. Bestimmte entzündungsfördernde Zytokine werden mit der Regulierung des Knochenumbaus in Verbindung gebracht, und man hält chronische Entzündungen für einen Hauptrisikofaktor für Osteoporose und andere Knochenleiden.

Haut

Die Haut ist eine wichtige erste Barriere gegen Mikroben und Toxine. Reagiert das Immunsystem der Haut überaktiv und setzt eine chronische Entzündung ein, kann sie das Entstehen verschiedener entzündlicher Hautkrankheiten wie z.B. Psoriasis (Schuppenflechte), Rosazea oder Akne begünstigen.

Lunge

Eine chronische Entzündung im Bereich der Lunge kann zu Atemproblemen und chronischen Lungenkrankheiten wie Asthma oder chronisch-obstruktiver Lungenerkrankung (COPD) führen. Eine Atemwegsentzündung kann z.B. durch Zigarettenrauch, Luftschadstoffe und ein Ungleichgewicht der Mikroorganismen in der Lunge ausgelöst werden.

Schilddrüse

An Hashimoto-Thyreoiditis, der häufigsten Schilddrüsenerkrankung, leiden Millionen Menschen weltweit. Hashimoto ist eine chronische Entzündung der Schilddrüse, die zur fortschreitenden Zerstörung von Gewebe und dadurch zu einer Unterfunktion der Schilddrüse führt. Sie kann außerdem Gene hemmen, die am Hormonstoffwechsel der Schilddrüse beteiligt sind, was u.a. einen Mangel an T4- und T3-Hormonen und erhöhtes reverses T3 zur Folge hat, was wiederum zu Hypothyreose, einer Unterfunktion der Schilddrüse, führen kann.

Darm

Im Darm befinden sich 70 Prozent unserer Immunzellen. Er spielt eine wichtige Rolle beim Schutz vor Krankheitserregern und Giften, die wir tagtäglich mit der Nahrung aufnehmen. Für eine chronische Entzündung des Darms kommen viele Auslöser infrage, z.B. eine Durchlässigkeit der Darmschleimhaut (Leaky-Gut-Syndrom), Lebensmittelunverträglichkeiten und Veränderungen im Mikrobiom des Darms. Entzündungen können wiederum zu chronisch-entzündlichen Darmerkrankungen führen (Colitis ulcerosa und Morbus Crohn).

Nieren

Die chronische Entzündung ist ein typisches Kennzeichen einer Nierenerkrankung. Hohe Serumspiegel des Entzündungsmarkers C-reaktives Protein scheinen mit einer eingeschränkten Nierenfunktion und chronischen Niereninsuffizienz, der häufigsten Form von Nierenerkrankung, einherzugehen.

Fortpflanzungsorgane

Chronische Entzündungen werden zunehmend als Schlüsselfaktoren bei Fortpflanzungsstörungen betrachtet. Bei Erkrankungen wie dem polyzystischen Ovarialsyndrom und Endometriose können sie die Krankheitsprozesse vorantreiben. Entzündungen betreffen generell viele Fortpflanzungsorgane und sind bei Männern wie Frauen eine Hauptursache für Unfruchtbarkeit.

URSACHEN FÜR ENTZÜNDUNGEN

Was bringt unser Immunsystem dazu, im Kampfmodus zu bleiben? Warum ruft etwas, das uns eigentlich helfen soll, ein solches Chaos hervor?

Eine chronische Entzündung tritt auf, wenn das Immunsystem auf eine fortdauernde, unbewältigte Bedrohung reagiert. Dies verhindert die Vollendung des Heilungsprozesses und lässt der Entzündung freien Lauf. Es gibt eine Vielzahl an Auslösern, die das Immunsystem dazu bringen, auf Hochtouren zu laufen und eine chronische Entzündung zu verursachen. Chronische Entzündungen werden unter anderem beeinflusst durch:

- die Ernährung

- erhöhte Blutzuckerspiegel; Insulinresistenz

- Stress

- Infektionen

- Darmprobleme

- Giftstoffe

- die Gene

- Lebensstilfaktoren wie Rauchen, exzessiver Alkoholkonsum und Bewegungsmangel

Ernährung

Unser Essen enthält wirksame chemische Botenstoffe: Jeder Bissen kann Ihrem Körper positive Botschaften übermitteln, die ihn zu Gesundheit und Vitalität anregen, oder aber Gefahrensignale, die das Immunsystem veranlassen, mit einer Entzündung zu reagieren.

Die moderne Ernährung ist einer der Hauptgründe dafür, warum wir so entzündet sind. Die Hauptschuldigen sind industriell verarbeitete Lebensmittel. Sie sind vollgepackt mit Zucker, raffinierten Fetten, Konservierungs- und Farbstoffen und vielen weiteren minderwertigen Inhaltsstoffen, die den Geschmack verstärken und die Haltbarkeit verlängern. Die Top 3 der entzündungsauslösenden Stoffe sind Zucker, raffinierte Fette und Öle sowie Süßstoffe.

Zucker
Der Konsum von zu viel Zucker ist der Hauptfaktor für das schleichende Einsetzen von Entzündungsprozessen. Er wird in Verbindung gebracht mit Insulinresistenz, Gewichtszunahme, Karies, Schädigungen der Darmschleimhaut und einer Abnahme der Bakterienvielfalt der Darmflora. Alle diese Leiden können den Kreislauf chronischer Entzündung auslösen und in Gang halten.

Raffinierte Fette und Öle

Fette nehmen Schaden, wenn sie Hitze, Licht oder Chemikalien ausgesetzt werden. Die Einnahme solcher veränderter raffinierter Fette lässt im Körper oxidativen Stress entstehen, ein Ungleichgewicht zwischen freien Radikalen (instabilen Atomen, die Zellschädigungen hervorrufen können) und Antioxidantien. Dies kann zu Entzündungen führen.

Raffinierte Öle und Fette sind ein Hauptbestandteil verarbeiteter Lebensmittel und werden auch oft in Restaurantküchen verwendet. Ein Produkt enthält solche Fette, wenn Begriffe wie „raffiniert", „gehärtet", „hydriert" oder „Margarine" draufstehen. Raffiniert ist ein Öl auch dann, wenn nur die Sorte draufsteht, nicht aber Zusätze wie „extra vergine" oder „kaltgepresst".

Raffinierte Pflanzenöle wie Maiskeim-, Soja-, Raps-, Distel- und Sonnenblumenöl werden hohen Temperaturen ausgesetzt und mittels Chemikalien weiterverarbeitet, um Farbe und Geschmack zu verbessern. Das Endprodukt ist entzündungsfördernd und hat mit einem natürlichen Öl nicht mehr viel gemeinsam.

Diese industriellen Öle sind erst seit dem frühen 20. Jahrhundert Bestandteil unserer Ernährung. Sie fanden weite Verbreitung wegen ihrer niedrigen Kosten und ihrer langen Haltbarkeit. Sie werden geschickt vermarktet, sodass ihr Schädigungspotenzial nicht ansatzweise so viel Aufmerksamkeit bekommt wie das des Zuckers. Wenn Sie sich die Inhaltsstoffe genauer anschauen, werden Sie feststellen, wie sehr diese Fette sich in unser Nahrungsangebot eingeschlichen haben.

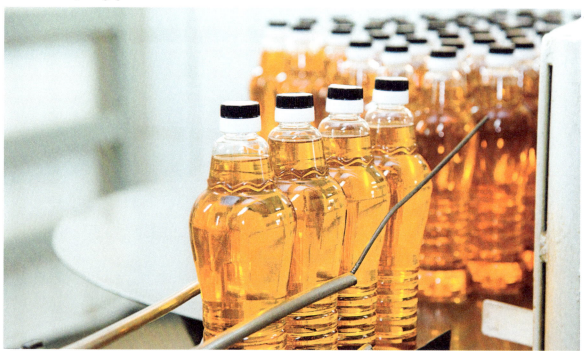

Süßstoffe

Süßstoffe werden in vielen Lebensmitteln eingesetzt, um den Geschmack zu verbessern, besonders in „Diät"- oder „Light"-Produkten. Beispiele sind Acesulfam, Aspartam, Neotam, Saccharin und Sucralose. Obwohl sie keinerlei Zucker enthalten, können sie ebenso starke, wenn nicht gar stärkere Stoffwechselstörungen verursachen, die dann zu Entzündungen führen und Ihr Risiko für chronische Leiden wie Fettleibigkeit, Diabetes und Herz-Kreislauf-Erkrankungen erhöhen können.

Viele Menschen wählen solche Produkte, um ihre Kalorienaufnahme zu reduzieren, aber das kann nach hinten losgehen. Eine über sieben Jahre laufende Studie zeigte, dass der regelmäßige Konsum künstlich gesüßter Getränke das Risiko einer Fettleibigkeit verdoppelte. Studien haben zudem gezeigt, dass der Verzehr von Süßstoffen die Zusammensetzung und Funktion unserer Darmflora negativ verändern kann. Dies ist insofern wichtig, als ein Ungleichgewicht der Darmflora ebenfalls zu Entzündungen führen kann.

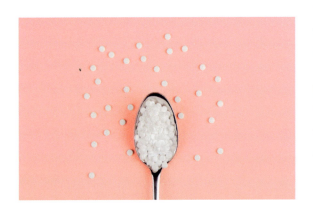

Blutzucker und Insulinresistenz

Für den Grad der Entzündung spielt es eine große Rolle, wie gut wir unseren Blutzuckerspiegel im Gleichgewicht halten. Die Ernährung der meisten Menschen wird von Lebensmitteln dominiert, die den Blutzuckerspiegel steil nach oben treiben. Der Körper mag diesen hohen Spiegel aber nicht und setzt ausgeklügelte Systeme ein, um den richtigen Spiegel aufrechtzuerhalten. Wie toxisch erhöhter Blutzucker für den Körper ist, können wir einschätzen, wenn wir an die Komplikationen denken, die bei einem schlecht eingestellten Diabetes auftreten können: Nervenschäden, Nierenversagen und sogar die Amputation von Gliedmaßen.

Welche Ernährung erhöht also den Blutzuckerspiegel? Vor allem Zucker und einfache oder raffinierte Kohlenhydrate (in Weißbrot, Pommes, Chips, Keksen, vielen Frühstücksflocken, Desserts usw.). Sind sie Hauptbestandteile Ihrer Ernährung, kann das zu einem erhöhten Blutzuckerspiegel und mit der Zeit zu einer Insulinresistenz führen, welche außerdem durch Stress und Bewegungsmangel befeuert wird.

Was ist Insulinresistenz?

Wenn Sie etwas essen, das Kohlenhydrate enthält, steigt Ihr Blutzuckerspiegel. Als Reaktion darauf wird das Hormon

Insulin, das in der Bauchspeicheldrüse gebildet wird, freigesetzt. Es wird durch die Blutbahnen zu Ihren Körperzellen transportiert, wo es darum bittet, den Zucker (in Form von Glukose) hereinzulassen. Hat das Insulin seine Arbeit getan, wird die Glukose also in den Zellen als Brennstoff genutzt oder aber als Fett gespeichert, fällt der Blutzuckerspiegel wieder auf einen normalen Stand.

Steigt Ihr Blutzucker zu oft zu hoch an, kann es sein, dass Ihre Zellen nicht mehr adäquat auf das Insulin reagieren. Es klopft dann zwar an, aber die Glukose wird nicht hineingelassen. Das nennt man Insulinresistenz. Diese führt zu chronisch erhöhtem Blutzucker, Erschöpfung und Heißhunger auf Kohlenhydrate, da Ihren Zellen die Energiequelle fehlt. Die Bauchspeicheldrüse reagiert darauf, indem sie mehr Insulin abgibt, was wiederum zu einem chronisch erhöhten Insulinspiegel führt. Insulinresistenz ist eine der häufigsten Triebkräfte einer chronischen Entzündung.

Für den Grad der Entzündung spielt es eine große Rolle, wie gut wir unseren Blutzuckerspiegel im Gleichgewicht halten.

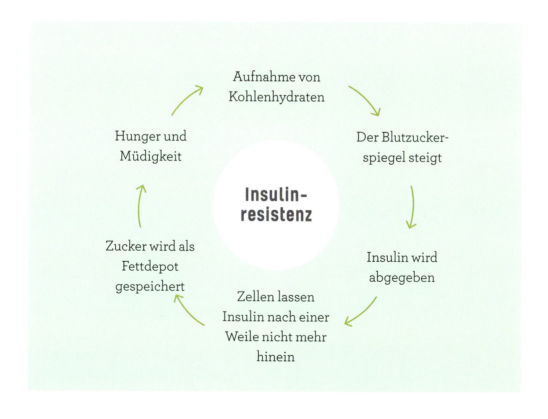

Infektionen

Eine im Hintergrund andauernde Infektion kann ein starker Entzündungsauslöser sein und die Flammen unbemerkt über Monate oder gar Jahre anfachen.

Beispiele sind Zahn- und Virusinfektionen, ein Überschuss an Candida-Hefepilzen, Lyme-Borreliose und ihre Nebeninfektionen, sexuell übertragbare Krankheiten wie Chlamydien, Parasiten sowie viele Arten schädlicher Bakterien, Pilze und Schimmelsporen, die den Darm oder andere Teile des Körpers befallen können. Ist die Ursache einer chronischen Entzündung eine Infektion, ist es entscheidend, diese aufzuspüren und zu behandeln, um die Entzündungsreaktion einzudämmen.

Zahninfektionen können besonders lästig sein. So haben zahlreiche Studien eine Verbindung zwischen oralen Erkrankungen wie Parodontitis und dem Entstehen bzw. Voranschreiten von Erkrankungen wie rheumatoider Arthritis, Herz-Kreislauf-Erkrankungen und Diabetes nachgewiesen. Diese besteht, weil die Infektion sich von der Mundhöhle aus im Körper ausbreitet und schließlich eine systemische Entzündung auslöst. Auch auf Wurzelkanäle sollte man schauen, da diese auch noch lange nach einer Wurzelbehandlung als Entzündungsherd wirken können. Es können sich dort noch immer Bakterien sowie die schädlichen Toxine, die sie produzieren, aufhalten und als starke Infektionstreiber wirken.

Stress

Wenn Stress unser Leben beherrscht und wir keine Ressourcen haben, um ihn zu bewältigen, schaffen wir die Voraussetzungen für Entzündungsprozesse. Die Ursachen für Stress sind von Mensch zu Mensch unterschiedlich: Für den einen ist es ein fordernder Job, gepaart mit anstrengendem Sport und zu wenig Ausgleich. Für den anderen sind es vielleicht Geldsorgen, Einsamkeit oder eine toxische Beziehung. Stress löst Entzündungen aus, weil er die Produktion von Stresshormonen und entzündungsfördernden Zytokinen erhöht, den Blutzuckerwert ansteigen lässt und die Insulinsensitivität vermindert.

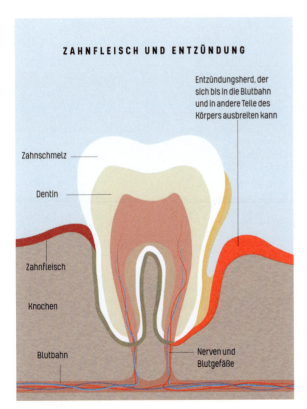

ZAHNFLEISCH UND ENTZÜNDUNG

Entzündungsherd, der sich bis in die Blutbahn und in andere Teile des Körpers ausbreiten kann

Zahnschmelz
Dentin
Zahnfleisch
Knochen
Blutbahn
Nerven und Blutgefäße

Darmprobleme

Das Magen-Darm-System ist ein Wunder der Biologie. Ihr Darm ist in der Lage, von außen zugeführte Stoffe in einem sorgfältig abgestimmten Verdauungsprozess zu winzigen Molekülen zu verarbeiten, die als Treibstoff aller Zellen fungieren können. Im Darm befinden sich 70 Prozent Ihres Immunsystems, und über einen Kommunikations-Highway, den Vagusnerv, steht er in ständigem Dialog mit Ihrem Gehirn. Das Mikrobiom, das in Ihrem Darm lebt, ist ein unglaubliches Ökosystem aus Trillionen Mikroorganismen. Es ist eine für beide Seiten profitable symbiotische Beziehung: Wir bieten den Organismen ein Zuhause, und sie erledigen dafür einige wichtige Dinge für uns – zum Beispiel wehren sie schädliche Mikroorganismen ab und produzieren wertvolle Nährstoffe wie kurzkettige Fettsäuren, B- und K-Vitamine. Zudem synthetisieren sie Neurotransmitter wie Serotonin, Gamma-Aminobuttersäure und Dopamin, die entscheidend unsere Stimmung beeinflussen (Bakterien können uns glücklich machen – wer hätte das gedacht?!).

Unser Darm wird angegriffen durch schlechte Ernährung, Antibiotika, Stress, ein Zuviel an Medikamenten wie Schmerzmitteln (besonders nichtsteroidalen Antirheumatika wie Ibuprofen) sowie Alkohol und Rauchen. Diese Faktoren beeinträchtigen unsere Verdauung und stören die Gesundheit und Vielfalt des Darm-Mikrobioms gravierend. Daher leiden mehr Menschen als je zuvor an Problemen wie Sodbrennen, Reizdarmsyndrom und chronisch-entzündlichen Darmerkrankungen. Die Forschung sieht

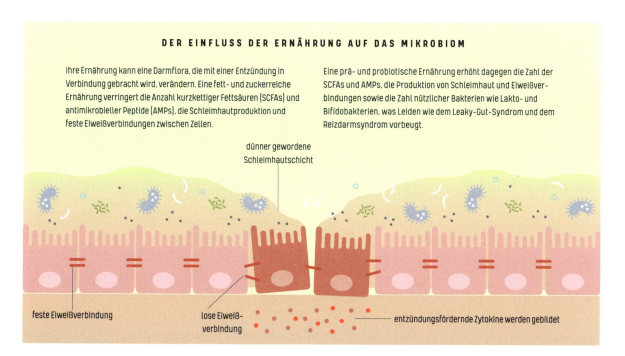

DER EINFLUSS DER ERNÄHRUNG AUF DAS MIKROBIOM

Ihre Ernährung kann eine Darmflora, die mit einer Entzündung in Verbindung gebracht wird, verändern. Eine fett- und zuckerreiche Ernährung verringert die Anzahl kurzkettiger Fettsäuren (SCFAs) und antimikrobieller Peptide (AMPs), die Schleimhautproduktion und feste Eiweißverbindungen zwischen Zellen.

Eine prä- und probiotische Ernährung erhöht dagegen die Zahl der SCFAs und AMPs, die Produktion von Schleimhaut und Eiweißverbindungen sowie die Zahl nützlicher Bakterien wie Lakto- und Bifidobakterien, was Leiden wie dem Leaky-Gut-Syndrom und dem Reizdarmsyndrom vorbeugt.

- dünner gewordene Schleimhautschicht
- feste Eiweißverbindung
- lose Eiweißverbindung
- entzündungsfördernde Zytokine werden gebildet

Verbindungen zwischen einer geschädigten Darmflora und dem Auftreten bzw. Fortschreiten entzündlicher Krankheiten wie Darmkrebs, Morbus Crohn, nichtalkoholischer Fettleber, metabolischem Syndrom, Diabetes, Fettleibigkeit und Atherosklerose.

Giftstoffe

Unsere Umgebung enthält immer mehr Giftstoffe – in der Luft, im Essen und in dem, was wir auf unsere Haut auftragen. Besonders besorgniserregend sind Pestizide, Umweltverschmutzung, Schwermetalle und Chemikalien in Plastik, Kosmetik und Putzmitteln.

Aus evolutionärer Sicht ist unser Körper gut gegen Giftstoffe gerüstet – die aus der Umgebung und die, die unser Körper als Stoffwechsel-Nebenprodukt selbst produziert. Er setzt raffinierte Methoden ein, um sie zu eliminieren. Doch weil unsere Umgebung immer toxischer wird, schafft es der Körper immer weniger, Schritt zu halten. Ist er über einen längeren Zeitraum auch nur in geringem Maße Toxinen ausgesetzt, hat das einen zerstörerischen Effekt auf seine Funktionsfähigkeit, da er wertvolle Ressourcen wie Antioxidantien und Vitamine einsetzen muss, um die Giftstoffe zu eliminieren. Ist der Körper überfordert oder hat er keine Ressourcen mehr, um Giften zu begegnen (z.B. aus Amalgamfüllungen ausgewaschenem Quecksilber oder BPA aus Plastikverpackungen), können die Gifte sich anreichern. Dies kann chronische Entzündungen fördern. Die gute Nachricht ist, dass Sie sich davor schützen können, indem Sie Ihre Konsumgewohnheiten ändern. Das ist nicht nur für Ihre Gesundheit wichtig, sondern auch für die Erhaltung der Ökosysteme, denen unsere Verwendung giftiger Chemikalien zu schaffen macht.

Giftstoffe verbergen sich in

- der Luft (z.B. industrieller Verschmutzung und Autoabgasen)
- Pestiziden und Unkrautvernichtern
- Kosmetika
- Putzmitteln
- synthetischen Raumsprays und Duftkerzen
- Amalgam-Zahnfüllungen
- Quecksilber aus bestimmten Fischen, z.B. Thunfisch, Schwertfisch, Hai und Königsmakrele
- Tätowierungen
- feuerhemmenden Stoffen in Matratzen, Teppichen, Möbeln
- Antihaftbeschichtungen in Töpfen und Pfannen
- Chemikalien in Farben und Plastik
- Chemikalien im Trinkwasser (z.B. Fluorid, Blei und Chlor)
- Schimmel im Gebäude
- Stoffen, denen man berufsbedingt ausgesetzt ist (z.B. Pestizide bei Bauern, Asbest bei Bauarbeitern)

Gene

Etliche Gene sind als potenzielle Einflussfaktoren für chronische Entzündungen und als Krankheitsauslöser identifiziert worden (so weiß man, dass erbliche Mutationen der Gene BRCA1 und BRCA2 das Brustkrebsrisiko erhöhen können). Ein bestimmtes Gen im Körper zu haben bedeutet jedoch nicht, dass eine Krankheit unausweichlich ist.

Eine der bahnbrechendsten Entdeckungen des 20. Jahrhunderts war die Epigenetik, die zeigt, wie die Umgebung, der unsere Gene ausgesetzt sind, deren Expression beeinflussen kann, also ob sie „an- oder ausgeschaltet" sind. Das hat unwiderruflich alles verändert: Zuvor hatten wir gedacht, unsere Gene seien unser Schicksal, während wir nun wissen, dass Gene nur für etwa 10 Prozent aller Krankheiten verantwortlich sind. Die restlichen 90 Prozent beruhen auf internen und externen Faktoren, die man in ihrer Gesamtheit das Exposom nennt. Das Exposom ist das Ausmaß aller Umwelteinflüsse wie Ernährung, Giftstoffe, Lebensstilfaktoren und Sozialverhalten, die unsere Gene und unsere Biologie beeinflussen können. Wir selbst haben also einen sehr großen Einfluss auf unsere Gene – und darauf, ob aus ihnen Krankheiten entstehen oder nicht.

Lebensstilfaktoren

Lebensstilfaktoren wie Rauchen, exzessiver Alkoholkonsum und Bewegungsmangel können Ihr Wohlbefinden ernsthaft behindern und innere Störungen verursachen, die Ihr Risiko für chronische Krankheiten erhöhen (*siehe auch das Kapitel „Lebensstil", S. 32–44*).

So enthält Zigarettenrauch über 7000 chemische Verbindungen, darunter Arsen, Kadmium, Kohlenmonoxid und Formaldehyd. Elektronische Zigaretten, die als gesunde Alternative beworben werden, enthalten eine ganze Reihe schädlicher Chemikalien wie Propylenglycol, das auch in Frostschutzmitteln zum Einsatz kommt. Die Aufnahme dieser Chemikalien kann zu Entzündungen im Körper führen und das Risiko für chronische Krankheiten, besonders Krebs, erhöhen.

Bewegungsmangel stellt ebenfalls ein großes Gesundheitsrisiko dar. Längeres Sitzen wird mit einem erhöhten Risiko für chronische Erkrankungen in Verbindung gebracht und hat zudem negative Auswirkungen auf die Durchblutung, den Lymphfluss und die Körperhaltung. Viele Menschen arbeiten inzwischen an Stehpulten, machen mehr Sport und gönnen sich über den Tag verteilt regelmäßige Bewegungspausen, um den Negativeffekten des langen Sitzens entgegenzuwirken.

ENTZÜNDUNGEN AUFSPÜREN
SEIEN SIE IHR EIGENER GESUNDHEITSDETEKTIV

Wenn Sie wissen möchten, wie hoch Ihre Entzündungswerte sind, können Sie das an einigen typischen Werten einer Blutuntersuchung erkennen.

Blutuntersuchungen sind ein besonders nützliches Instrument. Sie enthalten viele wertvolle Informationen, die Ihnen dabei helfen, Entzündungen zu identifizieren und zu verfolgen. Eine kleine Auswahl der Werte, die man sich anschauen sollte, ist hier aufgelistet. Ein oder mehrere erhöhte Werte sind ein Zeichen dafür, dass Sie es mit einer Entzündung zu tun haben.

hs-CRP

Dieser Wert misst die Konzentration eines C-reaktiven Proteins, die ansteigt, wenn eine Entzündung vorliegt. Eine erhöhte Konzentration ist ein Risikofaktor für Herzkrankheiten und Schlaganfall und kann zu vielen anderen Erkrankungen beitragen, die mit chronischen Entzündungen zu tun haben.

Ein Wert über 1 mg/l zeigt eine vorhandene Entzündung an. Nach einer Mahlzeit können die Werte höher sein, daher sollte man vor dieser Blutuntersuchung nichts essen.

Blutsenkungsgeschwindigkeit (BSG)

Die BSG ist die Geschwindigkeit, mit der rote Blutkörperchen auf den Boden eines Röhrchens absinken. Ist die BSG erhöht oder am oberen Ende des Referenzbereichs, kann das auf eine Entzündung hindeuten. Ähnlich wie der hs-CRP-Wert ist auch die BSG unspezifisch, kann aber in Kombination mit weiteren Tests und Diagnosemethoden helfen, die Ursache des Problems zu identifizieren.

Optimal ist ein Wert von unter 5 mm/h bei Männern und unter 10 mm/h bei Frauen. Werte darüber können Entzündungen anzeigen; die Ergebnisse sind jedoch ungültig, wenn eine Anämie oder eine Schwangerschaft vorliegt.

Ferritin

Ferritin ist die Speicherform des Eisens. Es wird normalerweise herangezogen, um den Eisenstatus zu bestimmen, kann aber auch verwendet werden, um Entzündungen zu identifizieren. Liegt eine Entzündung vor, ist der Ferritinwert oft erhöht.

Ein Wert über 236 ng/ml bei Männern und 122 ng/ml bei Frauen deutet auf eine Entzündung hin.

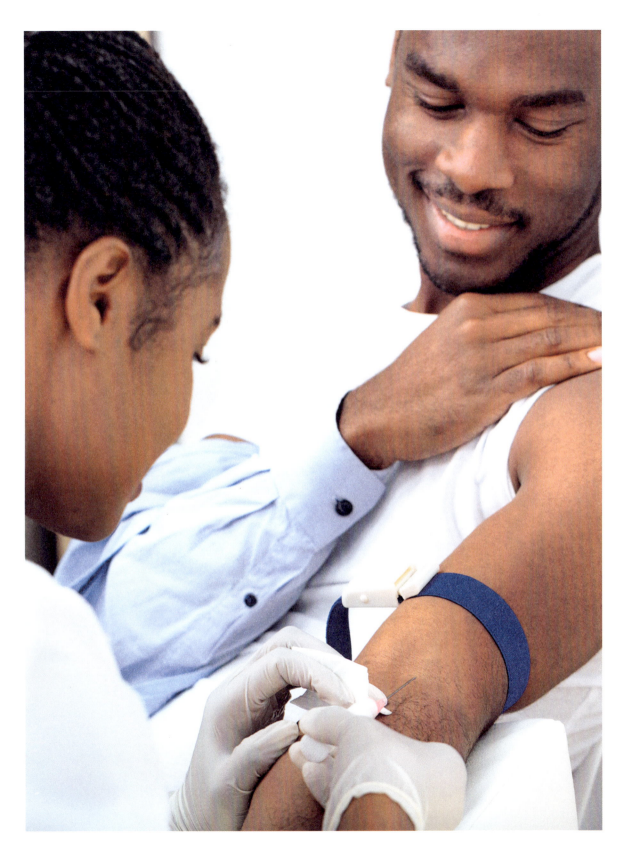

Test: Wie entzündet ist Ihr Körper?

Vorzubeugen anstatt nur zu reagieren ist der effektivste Weg, Ihre Gesundheit zu erhalten, und auch meine Arbeit als Ärztin besteht oft darin, nach Informationen über den Gesundheitszustand einer Person zu fahnden. Informationen ermöglichen es Ihnen, die Initiative zu ergreifen und eine Entzündung schon in den Anfängen zu stoppen. Je mehr Sie verstehen, was hinter den Kulissen Ihres Körpers passiert und was eine Entzündung verursacht haben könnte, umso effektiver werden Sie für Ihr Wohlergehen sorgen können.

Dieser Test hilft Ihnen dabei, einen Eindruck davon zu bekommen, welcher Grad an Entzündung bei Ihnen vorliegt und welche Bereiche dabei die meisten Probleme bereiten.

Vergeben Sie für jede Antwort 0 bis 3 Punkte.

0 = Nein, kommt bei mir nie vor/ Symptome habe ich nicht
1 = Ja, gelegentlich
2 = Ja, kommt häufig vor
3 = Ja, ständig/ Symptome sind heftig

Blutzuckerverarbeitung

- Haben Sie Probleme beim Durchschlafen?
- Fühlen Sie sich müde, zittrig, reizbar, schwindlig, wenn Sie nicht regelmäßig essen?
- Werden Sie nach dem Essen müde, haben Sie ein starkes Nachmittagstief?
- Verspüren Sie einen Heißhunger auf Süßes?
- Haben Sie einen „Schwimmreifen" um Ihre Taille oder viel Bauchfett?
- Müssen Sie häufig wasserlassen?
- Haben Sie ständig Durst, obwohl Sie Wasser trinken?

Gesamtpunktzahl: ....

Gehirn und Nervensystem

- [ ] Fühlen Sie sich vergesslich, haben Sie ein schlechtes Kurzzeitgedächtnis?
- [ ] Kommt Ihnen Ihr Gehirn vernebelt vor, fühlen Sie sich „verpeilt"?
- [ ] Fällt es Ihnen schwer, sich auf etwas zu konzentrieren?
- [ ] Erleben Sie depressive Episoden?
- [ ] Sind Sie häufiger ängstlich oder erschrocken?
- [ ] Erleben Sie heftige Stimmungsschwankungen?
- [ ] Leiden Sie an einer saisonal-affektiven Störung (SAD), fühlen Sie sich im Winter schlecht?

Gesamtpunktzahl: ....

Magen-Darm-Trakt

- [ ] Haben Sie flüssigen Stuhlgang oder Durchfall?
- [ ] Leiden Sie an Verstopfung (d.h. nicht jeden Tag Stuhlgang; sehr starke Anstrengung beim Stuhlgang; Stuhl, der wie Kaninchenköttel aussieht; ein unvollendetes Gefühl, wenn Sie zur Toilette gehen)?
- [ ] Können Sie in Ihrem Stuhl unverdautes Essen ausmachen?
- [ ] Schwimmt Ihr Stuhl oder hat eine dunkelgelbe bis hellbraune Farbe?
- [ ] Bekommen Sie manchmal Sodbrennen?
- [ ] Leiden Sie unter Magengeräuschen, einem Blähbauch, häufigen Blähungen, Rülpsen oder Magenkrämpfen?
- [ ] Haben Sie Mundgeruch oder einen weißen Belag auf der Zunge?

Gesamtpunktzahl: ....

Entgiftung

☐ Wohnen Sie an einer stark befahrenen Straße, einem Flughafen oder Industriegebiet?

☐ Sind Sie bei der Arbeit häufig Chemikalien und Schadstoffen ausgesetzt?

☐ Haben Sie Akne?

☐ Leiden Sie unter Nachtschweiß?

☐ Wird Ihnen nach dem Essen übel, besonders, wenn Sie etwas Reichhaltiges oder Fettiges gegessen haben?

☐ Fühlen Sie sich einen Tag, nachdem Sie eine kleine Menge Alkohol getrunken haben, sehr müde und lustlos und/oder bekommen Sie Kopfschmerzen?

☐ Hatten Sie schon einmal Gallensteine?

Gesamtpunktzahl: ....

Nebennieren/Hirnanhangdrüse

☐ Wird Ihnen schwindlig, wenn Sie rasch aufstehen?

☐ Erleben Sie im Tagesverlauf in Ihrer Energie Tiefpunkte, abends oder nachts aber erneuten Auftrieb?

☐ Fühlen Sie sich trotz Müdigkeit aufgedreht, fällt es Ihnen schwer, zu entspannen?

☐ Weinen Sie schnell oder fällt es Ihnen schwer, mit Stress umzugehen?

☐ Haben Sie einen Heißhunger auf salziges Essen wie Pommes oder Käse?

☐ Tragen Sie immer Sonnenbrille oder blinzeln, wenn die Sonne scheint?

☐ Ist Ihre Libido schwach?

Gesamtpunktzahl: ....

Hormone

☐ Frieren Sie ständig, besonders an Händen und Füßen?

☐ Haben Sie starken Haarausfall oder dünner werdendes Haar bemerkt?

☐ Fällt es Ihnen sehr schwer, an Gewicht abzunehmen, obwohl Sie Ihre Kalorienaufnahme reduziert und Ihre sportlichen Aktivitäten gesteigert haben?

☐ Fällt es Ihnen schwer, zuzunehmen, obwohl Sie mehr essen?

☐ Haben Sie Herzklopfen oder eine sehr schnelle Herzfrequenz?

☐ Leiden Sie regelmäßig unter Kopfschmerzen oder Migräne?

☐ Bei Frauen: Haben Sie schmerzhafte, sehr starke, unregelmäßige Regelblutungen?

☐ Bei Männern: Haben Sie Erektionsstörungen?

Gesamtpunktzahl: ....

Stütz- und Bewegungsapparat

☐ Sitzen Sie häufig längere Zeit, zu Hause oder bei der Arbeit?

☐ Fühlen sich Ihre Muskeln schwach an, ermüden Sie beim Sport schnell?

☐ Leiden Sie unter chronischen Nacken- oder Rückenschmerzen?

☐ Haben Sie eine Schwellung an ein oder mehreren Gelenken oder Muskeln?

☐ Leiden Sie in verschiedenen Körperregionen an unerklärlichen Schmerzen und/oder Steifigkeit, die kommen und wieder verschwinden?

☐ Machen Ihre Gelenke klickende oder ploppende Geräusche?

☐ Fühlen Sie sich nach dem Sport steif und wund; dauert es lange, bis Sie sich regeneriert haben?

Gesamtpunktzahl: ....

Immunsystem

- [ ] Leiden Sie unter saisonalen oder umweltbedingten Allergien?

- [ ] Haben Sie Lebensmittelintoleranzen/-unverträglichkeiten?

- [ ] Leiden Sie unter verstopften Nebenhöhlen oder dem Postnasal-Drip-Syndrom?

- [ ] Hatten Sie schon häufiger chronische Infektionen wie Hautinfektionen, Harnwegsinfektionen, Pilzinfektionen, Probleme mit Schimmelpilzen, Pfeiffersches Drüsenfieber oder Lippenherpes?

- [ ] Leiden Sie unter Hautproblemen wie Ekzemen, Ausschlag, Schuppenflechte?

- [ ] Leiden Sie unter Bronchitis oder Asthma?

- [ ] Mussten Sie in den letzten zehn Jahren oft Antibiotika einnehmen? (0 = gar nicht, 1 = einmal, 2 = dreimal oder seltener, 3 = viermal oder häufiger)

Gesamtpunktzahl: ....

Lebensstil

- [ ] Haben Sie viel Stress?

- [ ] Rauchen Sie?

- [ ] Trinken Sie regelmäßig Alkohol?

- [ ] Bestellen Sie regelmäßig Essen oder essen Fast Food/am Imbissstand?

- [ ] Machen Sie regelmäßig Sport? (0 = täglich, 1 = dreimal wöchentlich, 2 = einmal wöchentlich, 3 = fast nie, ich sitze meistens)

- [ ] Arbeiten Sie nachts oder haben Sie einen unregelmäßigen Schlafrhythmus?

- [ ] Bekommen Sie nachts weniger als sieben Stunden Schlaf?

Gesamtpunktzahl: ....

Schauen Sie sich nun die Gesamtpunktzahlen aller Abschnitte an, um herauszufinden, in welcher Körperregion Ihre größten „Baustellen" liegen und wo Sie am besten anfangen sollten, etwas zu verändern.

Ergebnisse

Unter 2 Punkte
Super! Hier gibt es wenige oder gar keine Anzeichen für eine Entzündung. Jetzt ist die beste Zeit, proaktiv vorzugehen – Vorbeugung ist die beste Medizin.

2–7 Punkte
Vereinzelte Anzeichen für eine Entzündung. Lesen Sie dieses Buch und entscheiden Sie sich dann für ein paar einfache Veränderungen, die Sie vornehmen könnten, um etwaige Entzündungen am Fortschreiten zu hindern.

8–13 Punkte
Mittelgradige Entzündung. Ihr Körper weist in dieser Region einige Entzündungszeichen auf. Überlegen Sie, welche Aspekte Ihres Lebensstils oder Ihrer Ernährung zur Entzündung beigetragen oder sie ausgelöst haben könnten, damit Sie eine Strategie anwenden können, um zu besserer Gesundheit zu gelangen.

14 oder mehr Punkte
Hoher Entzündungslevel. Es ist Zeit, etwas zu tun. Um eine Überforderung zu vermeiden, können Sie einen Aktionsplan entwerfen, indem Sie zwei Haupt-Körperbereiche auswählen, für die Sie in den nächsten paar Wochen positive Veränderungen umsetzen. Beginnen Sie mit gesundem Essen als Basis. Vielleicht hilft es Ihnen, wenn Sie ein Arzt oder Therapeut dabei unterstützt.

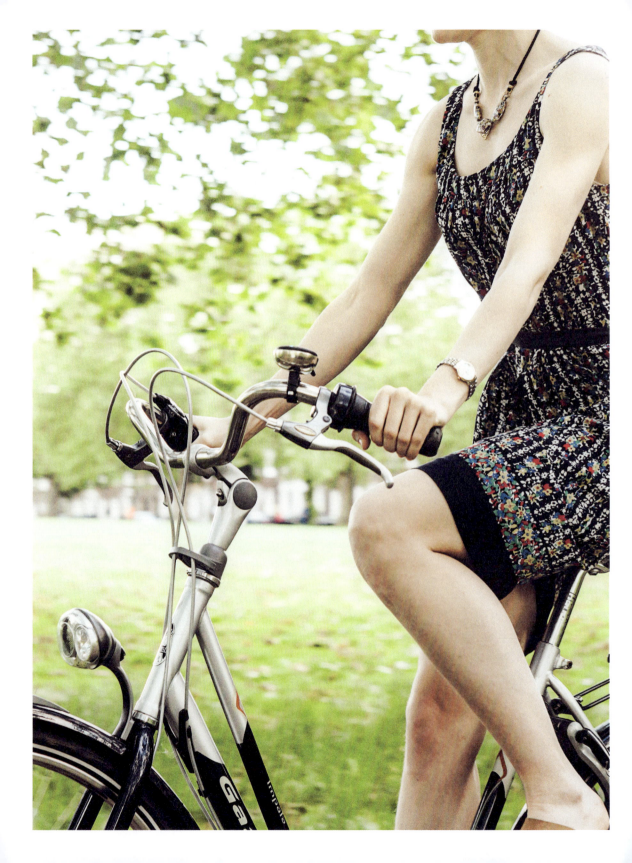

2

LEBENSSTIL

In diesem Kapitel werden wir einige der Auslöser für Entzündungen angehen, über die wir im vorigen Kapitel gesprochen haben, zum Beispiel schlechten Schlaf, Stress und Giftstoffe. Wir werden Mittel und Wege vorstellen, mit denen Sie Ihren Lebensstil positiv verändern können, um Ihre Gesundheit zu verbessern und Ihre Anfälligkeit für entzündungsbezogene Krankheiten zu reduzieren.

GESUNDE GEWOHNHEITEN

Um den Grad der Entzündung im Körper zu reduzieren und chronischen Krankheiten vorzubeugen, ist es neben der Ernährung entscheidend, sich einen gesunden Lebensstil anzugewöhnen.

Für eine Ahnung davon, welche Lifestyle-Aspekte die wichtigsten sind, schauen wir uns die „Blauen Zonen" an. In diesen Gebieten leben besonders viele Menschen, die hundert Jahre oder älter sind. Zu den Blauen Zonen gehören zum Beispiel Okinawa in Japan, Sardinien in Italien, Nicoya in Costa Rica, Ikaria in Griechenland und Loma Linda in Kalifornien. Viele Menschen dort leben nicht nur länger, sondern leiden auch nur selten an entzündungsbezogenen Krankheiten wie Fettleibigkeit, Krebs und Herzerkrankungen. Welche Faktoren sind es, die sie so gesund halten? Allen gemeinsam ist: Sie bewegen sich den ganzen Tag, sie haben Ziele, sie befolgen Entspannungstechniken wie Gebete oder Meditation, sie haben gute Verbindungen zu anderen und fühlen sich einer Gemeinschaft zugehörig.

Hier erfahren Sie, wie Sie einige dieser Faktoren in Ihr Leben einbauen und so bleibende Gewohnheiten schaffen können, die Ihr Risiko für chronische Entzündungen und die damit verbundenen Erkrankungen signifikant senken.

Menschen sind Gewohnheitstiere, und Veränderungen können schwerfallen. Um den Prozess in Schwung zu bringen, sollten Sie mit positiven Veränderungen starten, mit denen Sie sich gut fühlen. Zu Klient*innen sage ich immer, sie sollen die Wörter „sollte", „müsste" und „muss" vergessen. Wenn Sie jede Woche ins Fitnessstudio schlurfen, weil man Ihnen gesagt hat, dass Sie Sport treiben sollen, Sie aber den Geruch von altem Schweiß unangenehm finden, wird das keine bleibende Gewohnheit werden. Oder wenn sie meditieren, weil Sie denken, das sollten Sie, sich danach aber irritiert und ruhelos fühlen – dann ist das nicht das Richtige für Sie: Die Freude fehlt. Gesunde Gewohnheiten zu finden, die Ihnen etwas geben und auf die Sie sich freuen, macht es viel einfacher, zu einem gesünderen Lebensstil zu gelangen. Beim Start in ein gesünderes Leben ist Freude Ihr wirksamstes Werkzeug.

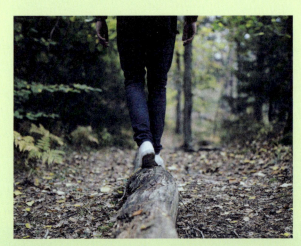

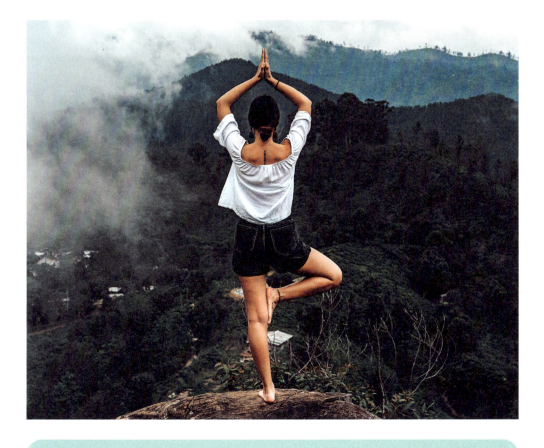

Gesunde Gewohnheiten

- Ein Hobby/Dinge tun, die Sie gerne tun
- Etwas Neues lernen
- Frische Luft atmen
- Zeit in der Natur verbringen
- Zeit für Stille zulassen
- Freunde und Familie treffen
- Zu einer Gemeinschaft gehören
- Berührungen, z.B. Umarmen, Händchen halten, Massagen
- Regelmäßige Bewegung
- 7–9 Stunden guter Schlaf
- Urlaub/freie Zeit
- Gesunde Grenzen setzen
- Nein sagen können, wenn nötig
- Der Selbstfürsorge Vorrang geben und verstehen, dass das nicht egoistisch ist
- Lachen
- Musik hören, die gute Laune macht
- Achtsamkeitsübungen wie Meditation oder Atemtechniken
- Social-Media-Auszeiten (Digital Detox)
- Die Wohnung ausmisten, besonders Ihr Schlafzimmer sollte ordentlich und ruhig sein

STRESS

Stress kann positiv oder negativ sein. Für eine kurze Zeit ist ein bisschen Stress ganz nützlich – zum Beispiel die Aufregung und das neue Gefühl der Verantwortung, die mit einer Beförderung einhergehen, oder der physische Stress beim Heben von Gewichten. Das nennt man „Eustress". Eustress hilft uns, zu lernen, zu wachsen und dem Leben engagiert und mit Enthusiasmus entgegenzutreten. „Distress" ist dagegen destruktiv und führt zu Überforderung, Ängsten und körperlichen Symptomen wie Muskelanspannung, Kopfschmerzen und Verdauungsstörungen. Zu viel negativer Stress im Leben erzeugt im Körper physiologische Veränderungen, die zu chronischen Entzündungen führen können.

Stressabbau heißt, Ressourcen zu finden, die dabei helfen, und die Dinge, die Ihnen den Stress bereiten, zu ändern. Viele der folgenden Instrumente helfen Ihnen, beides anzugehen.

Yoga

Praktiken, die uns erden, können beim Senken unseres Stresslevels enorm viel ausmachen. Zwar ist jede Art der Bewegung für die Verbesserung des seelischen Wohlbefindens vorteilhaft, aber Yoga steht an Nummer Eins, wenn es darum geht, Stress und Ängste abzubauen.

Restorative Yoga und sanftes Hatha Yoga sind besonders effektiv.

Meditation

Meditation ist prima, um in den Tag zu starten oder ihn zu beenden: Sie hilft, Ihr Nervensystem zu beruhigen, Ihr Gedankenkarussell zu stoppen und ein Gefühl innerer Weite zu erzeugen. Es stimmt nicht, dass es dabei darum geht, sich von sämtlichen Gedanken zu befreien – das wäre ziemlich schwierig! Meditation heißt vielmehr, sich auf einen Gedanken, ein Objekt oder ein Mantra zu konzentrieren. Sie ist eine Übung in Gegenwart, Achtsamkeit und Ruhe – sehr effektiv darin, einen ruhigen, ausgeglichenen Geisteszustand entstehen zu lassen.

Atemübungen

Unser Atem ist ein starkes Instrument, das als Türöffner dienen kann, um unser Nervensystem zu beeinflussen. Er ist hocheffektiv darin, Ängste abzumildern und unser Nervensystem vom „Kampf-oder-Flucht"-Modus in den „Ruhe-und-Verdauung"-Modus umzuschalten. Hier sind zwei meiner liebsten Atemtechniken, die Sie einsetzen können, wenn Sie sich unruhig oder überfordert fühlen:

Übung 1: Zwerchfellatmung

1. Setzen oder legen Sie sich bequem hin.
2. Legen Sie eine Hand auf Ihren Bauch.
3. Atmen Sie langsam durch die Nase ein und zählen Sie dabei bis vier. Lassen Sie den Atem direkt nach unten in Ihren Bauch strömen, der sich wie ein Ballon aufbläht.
4. Atmen Sie langsam und kontrolliert aus, wobei Sie bis vier zählen und den Bauch wieder flacher werden lassen.
5. Atmen Sie so weiter, bis Sie zehn Atemzyklen vollendet haben.

Übung 2: Box Breathing („Quadrat-Atmung")

1. Atmen Sie durch die Nase ein, zählen Sie dabei bis vier. Lassen Sie den Atem in Ihren Bauch strömen, nicht in die Brust. Die Schultern bleiben entspannt.
2. Halten Sie den Atem an und zählen Sie bis vier (Anstrengung und Anspannung vermeiden).
3. Atmen Sie aus und zählen Sie bis vier.
4. Halten Sie die Luft an und zählen Sie bis vier.
5. Wiederholen Sie 1–4 mindestens fünfmal.

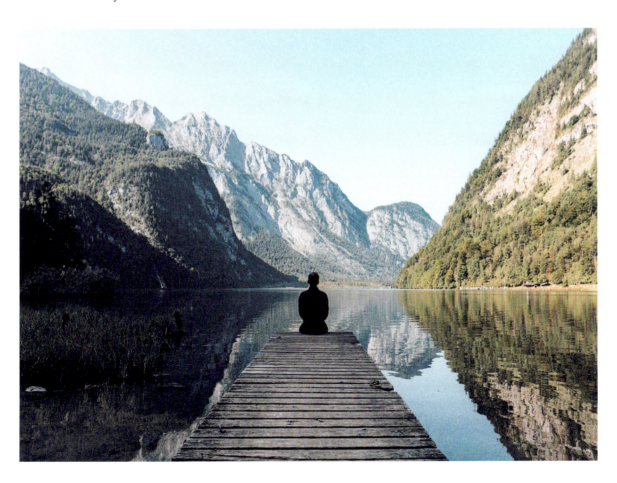

Hinaus in die Natur

Es gibt kaum Menschen, die sich nach einem Aufenthalt in der Natur nicht besser fühlen – das ist wissenschaftlich belegt. Die Natur schafft es, unseren Blutdruck zu senken, unseren Herzschlag zu verlangsamen, die Produktion von Stresshormonen herunterzufahren, Entzündungen zu reduzieren und unser seelisches Wohlbefinden zu verbessern.[1]

„Natur-Dates" einzuplanen kann ein angenehmer Weg sein, Ihren Stresslevel herunterzufahren. Hier nur einige Ideen, wie Sie mehr Natur in Ihr Leben bringen können:

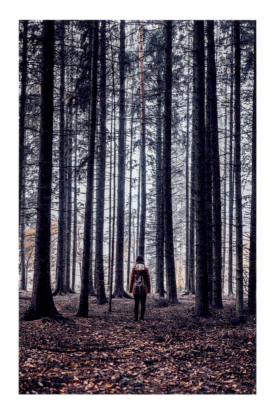

- Fangen Sie an zu gärtnern
- Machen Sie regelmäßig draußen Sport, z.B. Radfahren, Joggen oder Tai Chi
- Verbringen Sie Ihren nächsten Kurzurlaub am Meer oder in einer Waldgegend, anstatt eine Städtetour zu machen
- Probieren Sie mal Camping aus
- Praktizieren Sie „Wild Swimming" in Seen, Teichen oder Flüssen
- Schaffen Sie sich einen Hund an
- Machen Sie ein Picknick im Park
- Frönen Sie dem Waldbaden – eine japanische Praktik, bei der Sie tief in einen Wald eintauchen und die Stille der Umgebung genießen
- Erden Sie sich, indem Sie in direkten Kontakt mit der Erde treten und zum Beispiel barfuß über Gras laufen
- Meditieren Sie draußen; probieren Sie eine Gehmeditation im Grünen aus

Toxische Situationen, Menschen und Gewohnheiten

Bei so manchen kommt der meiste Stress von toxischen Personen oder Situationen oder von Gewohnheiten, die schlecht für ihre Gemütsverfassung sind.

Beispiele für solche schädlichen Dinge sind eine zerstörerische Beziehung, ein schwieriger Chef, Gewohnheiten wie Perfektionismus, sich mit anderen zu vergleichen oder kleinzureden.

Wenn es in Ihrem Leben toxische Elemente gibt, steht Ihnen immer eine von drei möglichen Vorgehensweisen zur Verfügung. Diese nennt James L. Wilson, Autor des Buches *Grundlos erschöpft?*:

1. Sie können die Situation ändern
2. Sie können Ihre Reaktion auf die Situation ändern
3. Sie können die Situation verlassen

Es ist nützlich, mal genau auf Ihr Leben zu schauen und zu überlegen, welche Dinge Ihnen Stress bereiten. Machen Sie eine Liste und entscheiden Sie jeweils, welche der drei obigen Lösungen angewendet werden kann. Bei Stress fühlt man sich oft überfordert und gefangen. Diese Übung kann Ihnen die Zügel zurückgeben und dabei helfen, aktive Entscheidungen zu treffen, die Sie voranbringen.

Entgiften Sie Ihre Beziehung zu technischen Geräten

Ständig am Handy oder Bildschirm zu kleben kann schädlich sein. Sich Auszeiten zu verordnen ist das perfekte Gegengift. Das könnte z.B. bedeuten, Ihre E-Mails nicht mehr über das Handy zu empfangen, das Handy ab 20 Uhr in den Flugmodus zu schalten, damit Sie herunterkommen können, oder für eine Woche oder ein Wochenende in keinerlei Soziale Medien mehr hineinzuschauen.

Nützlich ist auch, all jenen Social-Media-Menschen nicht mehr zu folgen, deren Posts bewirken, dass Sie sich schlecht fühlen, weil Sie Ihren Job/Ihr Leben/Ihr Gewicht/Ihre Kleidung/Ihr Sozialleben damit vergleichen und dabei schlecht abschneiden. Marie Kondos berühmte Methode zum Entrümpeln können Sie ebenso auf die Sozialen Medien anwenden: „Macht mich das glücklich?" Wenn nicht, wird es gelöscht oder entfolgt, und Sie konzentrieren sich nur auf die Aspekte dieser Medien, die Sie inspirieren.

Selbstfürsorge

Das Leben verlangt uns so viel ab! Weil wir durchgehend so viel Energie aufwenden müssen, kann es sein, dass wir uns leer und völlig fertig vorkommen. Ein starkes Gegenmittel sind ganzheitliche Praktiken, die bewirken, dass Sie sich umsorgt und geerdet fühlen. Akupunktur, Massagen und Craniosacral-Therapie sind meine bevorzugten Praktiken, aber es gibt noch viele andere. Wenn Sie sich gerade in einer stressigen Periode befinden, bietet Ihnen ein solcher Behandlungstermin, den Sie sich ab und zu gönnen, eine willkommene Auszeit, in der Sie sich geborgen fühlen. Wenn Sie dafür nicht so viel ausgeben möchten: Es gibt auch Organisationen, die günstigere Behandlungen anbieten.

Das Leben verlangt uns so viel ab! Weil wir so viel Energie aufwenden müssen, kann es sein, dass wir uns leer und völlig fertig vorkommen.

SCHLAF

Schlaf ist extrem wichtig: Bekommen Sie nicht genug davon, kann das Ihre Gesundheit komplett untergraben, selbst wenn Ernährung und sportliche Aktivität vorbildlich sind. Zu wenig Schlaf kann zu einem vermehrten Ausstoß der Stresshormone Cortisol und Adrenalin, erhöhten Entzündungswerten und Insulinresistenz führen. Er kann bewirken, dass wir uns schlechter konzentrieren können, und die Hormone durcheinanderbringen, die den Appetit regulieren, was eine Gewichtszunahme begünstigt. Außerdem zeigt die Forschung, dass Schlafmangel unsere Telomere beschädigen kann, was zu einem schnelleren Altern des Körpers führt. Schlafmangel kann auch die Expression der Gene befördern, die mit chronischen Entzündungen in Verbindung gebracht werden, was das Risiko für Herzkrankheiten, Krebs und Diabetes erhöht.

Umgekehrt hat ausreichender Schlaf weitreichende Vorzüge: mehr Energie, eine bessere Immunabwehr, bessere Leistungen im Sport und zurückgehende Entzündungswerte. Kein Zweifel: Schlaf ist eine starke Medizin. Sich um Ihren Schlaf zu kümmern, ist eines der besten Dinge, die Sie tun können, um Ihre Gesundheit zu verbessern und Entzündungen zu reduzieren. Schauen wir uns an, wie Sie Ihren Schlaf verbessern können.

Den Melatoninspiegel erhöhen

Das Hormon Melatonin reguliert unseren Biorhythmus (die tägliche Struktur, die festlegt, wann Schlafenszeit und wann Wachzeit ist). Ein Mangel kann die Schlafqualität beeinträchtigen; man schläft schlechter ein oder durch. Bestimmte Faktoren können Ihre Melatoninproduktion hemmen, darunter:

· Blaues Licht von Computerbildschirmen oder LED-Beleuchtung
· Ein Mangel an Nährstoffen wie Vitamin B6, Folsäure, Magnesium und Zink
· Koffein
· Bestimmte Medikamente wie Betablocker und nichtsteroidale antientzündliche Schmerzmittel

Blaues Licht

Um Ihre Melatoninproduktion anzukurbeln, sollten Sie blaues Licht abends meiden. Tagsüber erreicht uns dieses Licht hauptsächlich durch die Sonne; es hilft uns, den Biorhythmus zu regulieren, konzentriert und wach zu bleiben. Die restlichen blauen Lichtquellen, denen wir ausgesetzt sind, sind Handy-, Computer- und Fernsehbildschirme sowie Energiesparlampen und Neonbeleuchtung. Abends kann dieses blaue Licht Ihrem Gehirn vorgaukeln, es sei noch Tag, und so Ihre Melatoninproduktion unterdrücken.

Lebensmittel für mehr Melatonin

Um den Melatoninspiegel zu erhöhen, sollten Sie viele Lebensmittel zu sich nehmen, die von Natur aus Melatonin enthalten, zum Beispiel Walnüsse, Kirschen und Olivenöl.

Tryptophan, eine essentielle Aminosäure, wird vom Körper in Melatonin umgewandelt. Man findet es in eiweißreichen Nahrungsmitteln wie Fleisch, Fisch, Hühnchen, Eiern, Nüssen und Bohnen. Abends auf die Zufuhr von hochwertigem Eiweiß zu achten, kann also Ihre Melatoninproduktion anregen. Kombiniert man tryptophan- mit kohlenhydratreichen Lebensmitteln, hilft das dem Tryptophan, die Blut-Hirn-Schranke (siehe S. 14) leichter zu überwinden.

Ein gutes Beispiel für ein tryptophanreiches Abendessen mit gesunden Kohlenhydraten wäre gebratenes Hähnchen mit grünem Gemüse und gebratenem Kürbis, als Nachtisch Naturjoghurt mit Haferflocken, Beeren und gehackten Walnüssen.

Eine erhöhte Zufuhr der Nährstoffe, die die Melatoninproduktion unterstützen, kann auch von Nutzen sein:

- **Vitamin B6 in:** Puten- und Hühnchenfleisch, Rinderleber, Lachs, Weißkohl, Blumenkohl, Knoblauch, Süßkartoffel
- **Zink in:** Meeresfrüchten (v.a. Austern), Rind- und Lammfleisch, Spinat, Spargel, Mandeln, Cashewkernen, Sesam, Kürbiskernen, Shiitakepilzen, Quinoa, Linsen
- **Magnesium in:** grünem Blattgemüse, Kürbis, Kürbiskernen, Mandeln, Hafer, Bohnen, Quinoa, Buchweizen, Naturreis

Was den Schlaf stört

Koffein ist ein Stimulans, das Melatonin unterdrücken kann. Es hat eine Halbwertzeit von 6–7 Stunden – wenn Sie also Schlafprobleme haben, sollten Sie schon nach dem Mittagessen keinen Kaffee mehr trinken. Kaffee, Tee, Softdrinks, Energydrinks, Schokolade sowie einige Erkältungs- und Grippemedikamente enthalten alle Koffein.

Alkohol kann Ihre Schlafqualität stark beeinträchtigen: Er bewirkt, dass Sie zu ungewöhnlichen Zeiten aufwachen, sorgt dafür, dass Sie häufiger zur Toilette müssen, und kann den erholsamen REM-Schlaf blockieren. Trinken Sie also direkt vor dem Schlafengehen keinen Alkohol mehr, und verzichten Sie ganz darauf, wenn Sie sich gerade in einer Phase mit schlechtem Schlaf befinden.

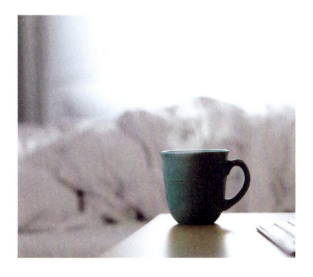

Schlafhemmend wirkt auch ein schlecht eingestellter Blutzuckerspiegel: Wenn Ihr Blutzucker den ganzen Tag Achterbahn fährt, kann sich das bis in die Nacht hinziehen, sodass Sie unruhig schlafen oder nachts aufwachen, weil Sie Hunger haben. So zu essen, dass der Blutzuckerspiegel den Tag über gut ausbalanciert ist, kann also schlaffördernd wirken.

Vor dem Schlafengehen „runterkommen"
Ein Ritual, an das Sie sich abends halten, ist großartig, um zu entspannen und den Körper auf den Schlaf vorzubereiten.

Sie können zum Beispiel einer Yoga-Nidra-Übung lauschen, einer beruhigenden Form der Meditation, bei der Sie nach und nach verschiedene Körperteile wahrnehmen. „Nidra" ist das Sanskrit-Wort für „Schlaf". Sanfte Bewegungen und Dehnübungen wie Qigong oder Restorative Yoga eignen sich ebenfalls für den Abend. Kräutertees wie Kamille und Passionsblume können hilfreich sein. Geben Sie hierzu 2 Teelöffel losen Tee mit kochendem Wasser in eine Kanne und lassen Sie ihn 2–3 Minuten ziehen, bevor Sie ihn trinken.

Bei mir wirkt ein Bittersalz-Bad besonders gut (gefolgt von einem guten Buch). Bittersalz (Magnesiumsulfat) hilft, die Muskeln zu entspannen und den Schlaf zu unterstützen. Man muss allerdings richtig viel nehmen, damit es wirkt – 500 g bis 1 kg pro Bad – und 20–25 Minuten darin baden.

Checkliste für guten Schlaf

- Setzen Sie sich tagsüber dem Sonnenlicht aus, um Ihren Biorhythmus zu regulieren
- Vermeiden Sie Sport nach 20 Uhr
- Reduzieren/meiden Sie Koffein, Alkohol, Zucker und Schokolade
- Essen Sie Lebensmittel, die die Melatoninproduktion anregen
- Schauen Sie mindestens eine Stunde vor dem Schlafengehen nicht mehr auf Bildschirme
- Meiden Sie vor dem Schlafengehen alles, was wieder wach macht, z.B. dienstliche E-Mails checken

- Befolgen Sie ein entspannendes Schlafenszeit-Ritual
- Probieren Sie schlaffördernde Ergänzungspräparate, z.B. B6, Zink, Magnesium, 5-HTP, Tulsi-Extrakt, L-Theanin oder Cannabidiol (CBD)
- Trinken Sie Kamillen- oder Passionsblumentee
- Verwenden Sie beruhigende Öle wie Lavendel, Muskatellersalbei, Bergamotte und Römische Kamille
- Halten Sie Schlafräume dunkel und kühl
- Gehen Sie so früh zu Bett, dass 7–9 Stunden Schlaf möglich sind

BEWEGUNG

Der menschliche Körper ist nicht fürs Stillsitzen gemacht. Tausende von Jahren mussten wir für die Bewegung den ganzen Tag lang viel Energie aufwenden. Doch seit den technischen Fortschritten des 20. Jahrhunderts sind wir langsam aber sicher immer unbeweglicher geworden.

Autos, öffentlicher Nahverkehr, Schreibtischjobs und Computer haben das Leben zwar schneller und effizienter gemacht, uns selbst aber erheblich kränker.

Vielleicht haben Sie schon mal den Satz gehört „Sitzen ist das neue Rauchen". Da ist was dran: Zu viel Sitzen erhöht das Risiko für viele chronische Krankheiten wie Herzerkrankungen, Schlaganfälle, Darmkrebs, metabolisches Syndrom, Typ-2-Diabetes und Depressionen. Sich zu wenig zu bewegen hat einen durchschlagend negativen Effekt auf fast alle Bereiche unserer Gesundheit, sei es das Herz-Kreislauf-, das lymphatische oder das Immunsystem.

Aktiver zu werden, kann eine chronische Entzündung auf vielerlei Arten positiv beeinflussen. So ist gezeigt worden, dass regelmäßige Bewegung die Produktion von IL-6 (Interleukin 6) erhöht, einem stark antientzündlichen Protein. Ihre Muskelzellen setzen dann IL-6 frei, welches den Spiegel einiger entzündungsfördernder Proteine senkt, darunter TNF (Tumornekrosefaktor), das von Zellen gebildet wird, die Entzündungen auslösen können, und IL1beta (Interleukin-1 beta), ein von weißen Blutkörperchen gebildetes Protein, das Entzündungen anfachen und Schäden an gesundem Gewebe verursachen kann. Bewegung verhindert auch die Anreicherung von entzündungsförderndem Fett im Bauchraum, Viszeralfett genannt. Weiterhin verbessert Bewegung Ihre Insulinsensitivität, was dabei hilft, Insulinresistenz, eine der Haupttriebkräfte einer Entzündung, zu reduzieren oder zu verhindern.

Ein gutes Ziel sind mindestens 30 Minuten Bewegung täglich, fünf Tage die Woche – jede Art von Bewegung, die Ihnen Spaß macht, zum Beispiel Joggen, Schwimmen, Radfahren, Tanzen, Gartenarbeit, Aerobic oder Hanteltraining.

Sich den ganzen Tag bewegen

Obwohl natürlich jedes Ausmaß an Sport positiv ist, haben Forschungen gezeigt, dass eine Sporteinheit allein nicht reicht, um den Schaden auszugleichen, wenn Sie den Rest des Tages nur sitzen. Wenn Sie also morgens joggen, dann aber ins Auto steigen, den ganzen Tag sitzen, nach Hause fahren und den Abend auf dem Sofa verbringen, haben

Sie immer noch ein erhöhtes Risiko für eine chronische Krankheit. Eine Studie hat gezeigt, dass Menschen, die sechs Stunden am Tag saßen, ein bis zu 40 Prozent höheres Risiko hatten, an einer Krankheit zu sterben, als diejenigen, die nur drei oder weniger Stunden saßen, egal ob sie Sport trieben oder nicht.[2]

So können Sie mehr Bewegung in Ihren Tagesablauf integrieren:

- Machen Sie schon kurz nach dem Aufstehen ein paar Übungen, z.B. Hampelmann, Liegestütze, Seilspringen oder den Yoga-Sonnengruß
- Im Büro können Sie Ihre Sitzzeit super reduzieren, wenn Sie um ein Stehpult bitten bzw. sich eines anschaffen. Beim Arbeiten im Stehen können Sie sich auch mal auf die Zehenspitzen erheben oder auf einem Tennisball stehen
- Halten Sie am Arbeitsplatz ein paar Sportgeräte bereit, z.B. ein Fitnessband oder eine Kugelhantel (Kettlebell)
- Halten Sie Besprechungen im Gehen ab
- Stehen Sie bei Telefongesprächen auf oder gehen Sie herum
- Stehen Sie in Bus und Bahn
- Gehen Sie nach dem Lunch spazieren
- Steigen Sie ein oder zwei Haltestellen zu früh aus Bus oder Bahn aus und gehen Sie den Rest des Weges zu Fuß
- Nehmen Sie Treppe statt Aufzug
- Machen Sie beim Fernsehen Dehnübungen oder strampeln Sie auf dem Heimtrainer

GEWICHT

Zu viel Gewicht ist bekanntermaßen ein Risikofaktor für viele chronische Leiden wie Typ-2-Diabetes, Herzerkrankungen, Arthritis, Krebs und Schlaganfall.

Gewicht und Entzündung bedingen sich gegenseitig: Ein zu hohes Gewicht kann zu einer chronischen Entzündung beitragen; diese kann wiederum das Abnehmen behindern. Hatten Sie schon einmal große Schwierigkeiten, Gewicht zu verlieren? Das könnte an einer Entzündung gelegen haben. Entzündungen stören die Arbeit des Hormons Leptin, das für unser Sättigungsgefühl verantwortlich ist und uns hilft, unser Gewicht zu halten. Entzündungen erhöhen außerdem den Cortisolspiegel, und Cortisol fördert in erheblichem Maße die Einlagerung von Viszeralfett.

Viszeralfett: Der schlimmste Übeltäter

Wenn jemand zunimmt, steigt der Anteil an zwei Fettarten: an subkutanem Fett und an Viszeralfett. Das subkutane Fett ist das Fett direkt unter der Haut, das Sie spüren, wenn Sie sich in den Arm oder Oberschenkel kneifen. Das Viszeralfett ist eine tiefer liegende Fettschicht im Bauchraum, das die inneren Organe – Bauchspeicheldrüse, Leber, Magen, Darm – umhüllt. Es ist das Körperfett, das die meisten Sorgen bereitet, denn es kann selbst metabolisch aktiv werden, indem es Hormone und entzündungsfördernde Zytokine ausschüttet, die dann den Grad der Entzündung erhöhen. Bauchfett ist häufig die Folge von Stress, schlechter Ernährung und Faktoren wie Alkohol, Rauchen und Bewegungsmangel.

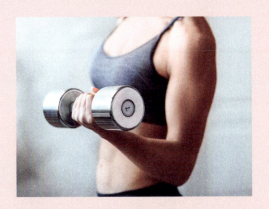

Taille-Hüft-Verhältnis

Ob Sie zu viel Bauchfett haben, finden Sie heraus, indem Sie das Verhältnis zwischen Taillen- und Hüftumfang messen. Sie können nämlich normalgewichtig sein, aber trotzdem einen zu hohen Anteil an Viszeralfett haben.

1. Taille – Messen Sie Ihren Taillenumfang mit einem Maßband, direkt über Ihrem Bauchnabel.
2. Hüfte – Messen Sie Ihren Hüftumfang rund um die breitesten Stellen Ihrer Hüften und über Ihren Pobacken.
3. Für Ihr Taille-Hüft-Verhältnis teilen Sie Ihren Taillen- durch Ihren Hüftumfang.

Ein gesundes Verhältnis wäre 0,80 für Frauen und 0,90 für Männer. Alles darüber heißt, dass Sie zu viel Bauchfett und daher ein höheres Krankheitsrisiko haben.

Das Abnehmen optimieren

Welche Diät Sie auch wählen: Achten Sie darauf, dabei auf Mahlzeiten zu setzen, die ausgleichend auf Ihre Blutzucker- und Insulinspiegel wirken. Wenn der Blutzucker nämlich ständig hochschießt und dann tief fällt, erhöht das die Wahrscheinlichkeit einer Insulinresistenz *(siehe S. 18)* und hindert Sie am Abnehmen.

Wichtig ist auch, welchen und wie viel Sport Sie treiben. Krafttraining hilft, Fett zu verbrennen und den Stoffwechsel anzukurbeln. Muskelgewebe verbrennt viel mehr Kalorien als Fettgewebe; Muskeln aufzubauen erhöht die Insulinsensitivität. Wichtig ist aber auch, nicht zu viel zu trainieren, denn dies kann zu Insulinresistenz, einer unterdrückten Schilddrüsenfunktion und einem hohen Cortisolspiegel führen – alles Ursachen für eine mögliche Gewichtszunahme.

Auch Stress spielt eine Rolle: Er kann einen erhöhten Cortisolspiegel und Insulinresistenz verursachen, die zu einer stärkeren Fetteinlagerung führen. Eine Entspannungstechnik in die Diät einzubeziehen kann also sehr effektiv sein.

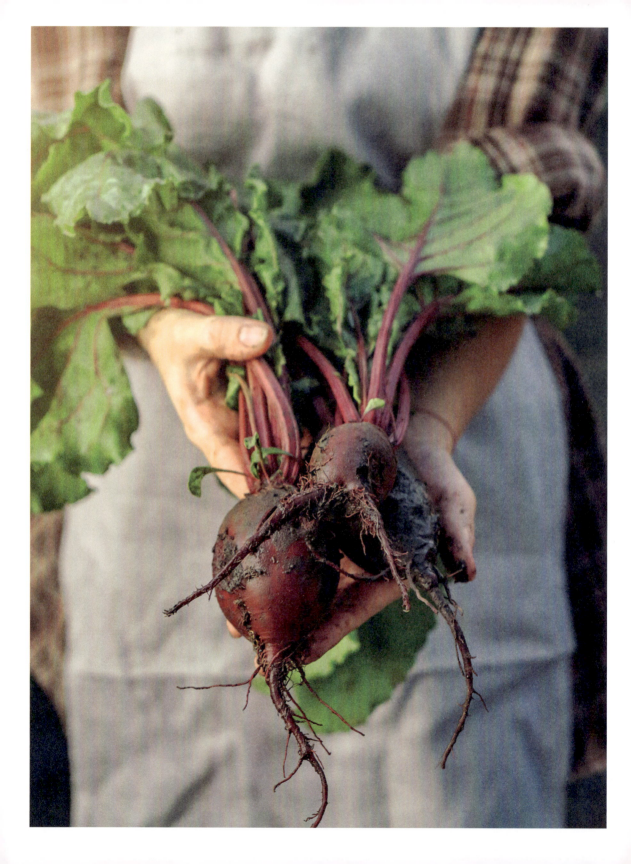

3

ERNÄHRUNG

In diesem Kapitel behandeln wir alle Lebensmittel- und Ernährungsaspekte: welche Lebensmittel sich positiv auf Gesundheit und Lebensdauer auswirken; welche Garmethoden die Nährstoffe am besten erhalten und die Entstehung entzündungsfördernder Verbindungen vermindern; wie Sie Ihre Ernährung personalisieren und herausfinden, ob Lebensmittel, die vielen Menschen Probleme bereiten, auch für Sie nicht geeignet sind. Wir schauen uns die schlimmsten Übeltäter an, die dafür bekannt sind, Entzündungen anzufachen, und auch die wirkungsvollsten antientzündlichen Lebensmittel, die Ihnen dabei helfen, Entzündungen zu bekämpfen und auf eine optimale Gesundheit hinzuarbeiten.

EINE ANTIENTZÜNDLICHE ERNÄHRUNG

Eine gesunde Ernährung beugt Entzündungen vor und stellt die Rohmaterialien bereit, die Ihr Körper braucht, damit es ihm gutgeht. Gegen chronische Entzündungen sollten Sie diese Grundsätze als Basis Ihrer Ernährung beherzigen.

Antientzündliche Ernährungsprinzipien

1. Den Blutzucker im Gleichgewicht halten – Essen Sie genug Eiweiß, gesunde Fette, Ballaststoffe und wenig Kohlenhydrate mit geringer glykämischer Last (GL) wie Naturreis, Quinoa, Buchweizen, Hafer, Linsen, Bohnen und Süßkartoffeln.

2. Eine große Vielfalt an frischem Obst und Gemüse essen – Ziel: täglich mindestens fünf Portionen frisches Gemüse; ein oder zwei Portionen zuckerarmes Obst (z.B. Beeren).

3. Beim Kochen Kräuter und Gewürze einbinden – Ein einfaches, günstiges und köstliches Upgrade für das antientzündliche Potenzial Ihrer Mahlzeiten, denn beides enthält viele Antioxidantien und Phytonährstoffe.

4. Viel gesundes Fett zu sich nehmen – z.B. aus Avocados, Oliven, fettem Seefisch, Nüssen, Kernen und kaltgepressten Ölen wie Olivenöl oder Leinöl.

5. Regelmäßig antientzündliche Lebensmittel verzehren – z.B. fetten Fisch, Meeresfrüchte, Knoblauch, Kurkuma, Mandeln, Walnüsse, Chiasamen, Leinsamen, Olivenöl, Gemüse aus der Familie der Kreuzblütler, Tomaten, Beeren.

6. Das beste Essen kaufen, das Sie sich leisten können – Wählen Sie, wenn möglich, Bio-Obst und -Gemüse, Wildfisch, Eier, Geflügel und Fleisch aus Weidehaltung.

7. Gutes Salz – Stein- oder Meersalz enthält wichtige Mineralstoffe.

8. Viel Wasser – Versuchen Sie, täglich 2 Liter gefiltertes Wasser zu trinken.

9. Essen Sie Lebensmittel, die reich an Prä- und Probiotika sind und so die nützlichen Bakterien in Ihrem Darm unterstützen (siehe S. 51).

10. Machen Sie eine Ausschlussdiät, um Stoffe zu erkennen, die Entzündungen auslösen (siehe S. 57/58).

Gutes Essen wählen

Ist der Themenkomplex „Essen und Gesundheit" gerade zu verwirrend, könnte es helfen, sich einfach mal zu fragen „Wie nah an der Natur ist mein Essen überhaupt?" Anstatt sich mit widersprüchlichen Nährwertangaben und Informationen zu verzetteln, sollten Sie sich auf die *Qualität* Ihres Essens konzentrieren, gerade wenn Sie am Anfang Ihrer Reise zur Gesundheit stehen. Wenn Sie Dinge essen, die aus frischen Zutaten gemacht und so wenig wie möglich verarbeitet wurden, ist das schon die halbe Miete!

Wildfisch oder Zuchtfisch?

Wildfisch enthält mehr Omega-3- und weniger Omega-6-Fettsäuren als Zuchtfisch. Zuchtfisch enthält mehr Omega-6, weil er u.a. mit Soja und Mais „gemästet" wird. Wildfisch wächst ohne Antibiotika, Pestizide und Polychlorierte Biphenyle (PCBs) auf – Chemikalien, die im Futter von Zuchtfischen gefunden wurden, unsere Fortpflanzung beeinträchtigen und das Krebsrisiko erhöhen.

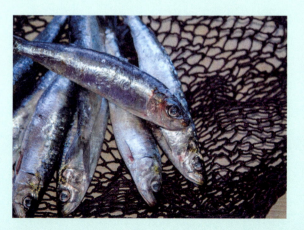

Quecksilber im Fisch

Allgemein gilt: Je größer und älter der Fisch, desto mehr gefährliches Quecksilber hat sich in ihm abgelagert, da Quecksilber sich mit der Zeit anreichert. Verzichten Sie auf diese Fischarten:

- Blaubarsch
- Zackenbarsch
- Königsmakrele
- Speerfisch
- Kaiserbarsch
- Hai
- Schwertfisch
- Torpedobarsch aus dem Golf von Mexiko
- Thunfisch

Das beste Fleisch

Fleisch bietet uns in konzentrierter Form viele Nährstoffe, z.B. Eiweiß, Vitamin B12 und Eisen. Aber aus Massentierhaltung ist es etwas ganz anderes als aus Weidehaltung. In den großen Fleischbetrieben leben die Tiere unter schockierend schlechten Bedingungen und werden mit raffiniertem Getreide gefüttert. Schlechte Ernährung bedingt kranke Tiere – und kranke Menschen. Diese Tiere bekommen auch Antibiotika und Wachstumshormone, die schließlich in unserem Essen landen, unsere Darmflora durcheinanderbringen und unser Krebsrisiko erhöhen.

Machen Sie gutes Fleisch zur Priorität – nicht nur der Gesundheit, sondern auch der Umwelt und den Tieren zuliebe.

Gutes Essen günstiger

Hier ein paar Ideen, wie Sie günstiger an gutes Essen kommen:

- Recherchieren Sie im Internet (z.B. bei Greenpeace), welche Obst- und Gemüsesorten gerade besonders stark pestizidbelastet sind, und kaufen Sie dann nur diese Sorten in der Bio-Version.

- Abonnieren Sie eine wöchentliche Gemüsekiste. Das Gemüse kommt direkt von einem (nahegelegenen) Bauern, ist saisonal, bio und oft sogar billiger als aus dem Supermarkt.

- Ihr eigenes Gemüse anzubauen macht sehr viel Spaß und schafft eine tiefere Verbindung zu dem, was Sie essen. Wenn Sie keinen Garten oder Balkon haben: Es gibt auch für drinnen tolle Anbau-Sets, z.B. für Kräuter, Tomaten und Chilis.

- Kaufen Sie statt Lachs günstigere fette Fischarten, z.B. Sardinen, Sardellen und Makrelen.

- Essen Sie die günstigeren Teile des Fleisches. Biofleisch ist zweifelsohne ziemlich teuer, aber Sie können ja auch mal Rinderschulter statt Steak kaufen oder Hähnchenschenkel statt Hähnchenbrust.

- Kochen Sie in größeren Mengen vor und frieren Sie etwas ein. Das spart Geld und verringert die Verschwendung.

Nährstoffreich

Gesunde Fette

Gesundes Fett ist für die Gesundheit unerlässlich und spielt auch beim Verhindern chronischer Entzündungen eine Rolle. Wir brauchen Fett für unsere Zellmembrane, als Schutz vor Giften, um den Blutzucker auszugleichen, um Gehirn, Augen und Haut gesund zu erhalten und unsere Hormone zu regulieren. Fette helfen auch bei der Aufnahme der fettlöslichen Vitamine A, D, E und K, die für das Immunsystem äußerst wichtig sind.

Omega-6 und Omega-3

Omega-6- und Omega-3-Fettsäuren gehören zu den „essentiellen Fettsäuren", denn unser Körper kann sie nicht selbst herstellen. Omega-6 brauchen wir für das Auslösen von Entzündungsreaktionen (so ganz wollen wir auf Entzündungen ja nicht verzichten, *siehe S. 10/11*), aber auch für deren Aufhebung. Omega-3 benötigen wir, um Entzündungsprozesse zu reduzieren und zu beenden. Auf jeden Fall brauchen wir genügend von beiden!

Bei unseren Vorfahren betrug das Verhältnis zwischen Omega-6 und Omega-3 im Körper 1:1 oder 2:1. Seit der Einführung industrieller Pflanzenöle hat sich das sehr verändert: Heute liegt das Verhältnis bei etwa 15:1, manchmal sogar bei 50:1.[1] Raffinierte Öle und die Lebensmittel, die sie enthalten, haben zu diesem

Ungleichgewicht und dem Vormarsch chronischer Entzündungen beigetragen. Damit nicht genug, forcieren sie Entzündungen auch durch den oxidativen Stress, den sie auslösen *(siehe S. 17)*.

Die Forschung legt nahe, dass das ideale Verhältnis bei 4:1 oder darunter liegt. Wir können es erreichen, wenn wir gesunde Omega-6-Quellen essen (z.B. Nüsse, Samen, Eier und Olivenöl) sowie viel Omega-3 (in Fisch und Meeresfrüchten). Wer sich vegan ernährt, kann z.B. Leinsamen, Hanf, Chiasamen und Walnüsse essen, die Omega-3 in Form von Alpha-Liponsäure (ALA) enthalten. ALA kann in die – biologisch aktiven und daher für das Bekämpfen von Entzündungen wertvolleren – Omega-3-Fettsäuren EPA (Eicosapentaensäure) oder DHA (Docosahexaensäure) umgewandelt werden, aber das verläuft beim Menschen nicht immer effizient. Eine weitere Alternative für Veganer sind Omega-3-Ergänzungspräparate aus Algenöl, das von Natur aus EPA und DHA enthält.

Um extrem hohe Omega-6-Werte zu vermeiden, sollten Sie auf raffinierte Öle *(siehe S. 17)* verzichten. So bleibt das Verhältnis im gesunden Bereich.

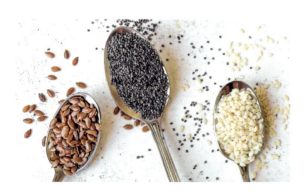

Darmgesundheit

Die moderne Ernährung und die verbreitete Einnahme von Antibiotika haben zu einem Ungleichgewicht unserer Darmbakterien und einem Rückgang ihrer Vielfalt geführt. Zum Glück können wir viel tun, um das Mikrobiom im Darm zu unterstützen, besonders durch Lebensmittel, die reich an Prä- und Probiotika sowie an resistenter Stärke sind.

Präbiotika sind eine gute Nahrungsquelle für die Darmbakterien; Probiotika enthalten eine Vielzahl lebender Mikroorganismen, die unserer Gesundheit guttun. Resistente Stärke passiert unseren Dünndarm unverdaut. Im Dickdarm dient sie dann den Darmbakterien als Nahrung und wird in kurzkettige Fettsäuren umgewandelt, die die Darmschleimhaut nähren und pflegen. Lebensmittel, die Ihr Darm-Mikrobiom unterstützen:

- Reich an Präbiotika: Knoblauch, Zwiebeln, Lauch, Brokkoli, Artischocken, Spargel, Rote Bete, Chicorée, Hafer, Reis, Hülsenfrüchte, Mandeln, Äpfel, Beeren, Kakao, grüner Tee, Olivenöl

- Reich an Probiotika (fermentiert): Kefir, Joghurt mit lebenden Kulturen, Kimchi, Kwass, Sauerkraut, Rote Bete, naturtrüber Apfelessig, Miso

- Reich an resistenter Stärke: Hafer, Reis, Kartoffeln, grüne Bananen, Kochbananen, Hülsenfrüchte (nach dem Kochen abkühlen lassen erhöht die Menge an resistenter Stärke erheblich)

Gesunde Garmethoden

Um Entzündungen abzuwehren, sollten Sie Ihr Essen weniger häufig bei großer Hitze garen, es also nicht grillen, frittieren oder braten, besonders, wenn es dabei stark bräunt oder gar ankohlt. Hohe Gartemperaturen können zur Bildung schädlicher Verbindungen wie sogenannten AGEs und HCAs führen, die oxidativen Stress auslösen, das Krebsrisiko erhöhen und den Alterungsprozess beschleunigen können.

Die gesündesten Garmethoden sind Pochieren, Dämpfen und Kochen, wobei beim Kochen mehr Nährstoffe verloren gehen, da sie vom Wasser herausgelöst werden. Das kurze Anbraten in einem gesunden Öl erhält mehr Nährstoffe und hat weniger schädliche Verbindungen zur Folge als Grillen und Braten.

Gute Öle für die Küche

Manche Öle eignen sich zum Kochen besser als andere, da sie einen höheren Rauchpunkt haben. Erhitzt man ein Öl über seinen Rauchpunkt hinaus, kann das wertvolle Pflanzenstoffe zerstören und zur Bildung entzündungsfördernder Verbindungen führen. Ich empfehle die folgenden Öle:

- Für das Garen bei größerer Hitze: Avocadoöl, Macadamia-Nussöl, Ghee

- Für das Garen bei geringerer Hitze: Olivenöl extra vergine, Butter

- Kalt zu Salaten oder anderen Gerichten: Olivenöl extra vergine, Leinöl, Walnussöl, Avocadoöl, Kürbiskernöl, Macadamia-Nussöl

Antientzündliche Alternativen für typische Lebensmittel

Besser meiden:	Ersetzen durch:
Raffinierte Fette und Öle: Pflanzenöl, Rapsöl, Maiskeimöl, Traubenkernöl, Sonnenblumenöl, Distelöl, Erdnussöl, Margarine	Olivenöl, Avocadoöl, Kokosöl, Walnussöl, Leinöl (alle sollten extra vergine und kaltgepresst sein); Biobutter und -Ghee; Talg/Schmalz
Milchprodukte	Ungesüßter Mandeldrink, Kokosdrink, Hanfdrink, Haselnussdrink, Macadamiadrink, Paranussdrink, Haferdrink; Kokos-, Mandel- oder Cashew-Joghurt; Kokoswasser; Kefir; Nusskäse; Hafersahne; Kokossahne

Gluten	Buchweizen-, Quinoa-, Amaranth- oder Naturreisbrot. Wird Gluten vertragen, Weizen- oder Roggensprossenbrot
Konventionelles Fleisch und Geflügel; verarbeitetes Fleisch und Geflügel	Bio-Weidefleisch; Bio-Freilandgeflügel
Zuchtfisch und -meeresfrüchte	Wild gefangener Fisch und Meeresfrüchte
Unfermentierte Sojaprodukte	Biosoja, fermentiert: Miso, Natto, Tempeh, Tamari
Raffinierter Zucker und Süßstoffe: Acesulfam, Apartam, Neotam, Saccharin und Sucralose	Stevia; frische oder getrocknete Früchte zum Süßen; Zimt; Wildhonig; Ahornsirup; Kokosblütenzucker; Melasse als gelegentliche Leckerei
Tafelsalz	Natürliches Stein- oder Meersalz
Softdrinks, auch die Light-Versionen	Kombucha, kohlensäurehaltiges Mineralwasser mit einer Scheibe Zitrone, Kokoswasser
Kartoffelchips	Grünkohlchips, Haferkekse, Buchweizenkräcker, Algenchips, Nüsse, Gemüsesticks
Pommes frites	Kartoffelsalat; gekochte neue Kartoffeln (noch besser am Tag danach, damit sich mehr resistente Stärke gebildet hat)
Kartoffelpüree	Blumenkohlpüree
Pasta	„Zudeln" (Zucchininudeln) oder Naturreisnudeln
Cornflakes & Co.	Overnight-Bircher-Müsli, Chiasamen-Porridge, Porridge
Erdnussbutter	Mandelbutter, Walnussbutter, Haselnussbutter, Pecanbutter, Tahini, Kürbiskernbutter (roh, ungeröstet)
Eiweißpulver mit Zucker oder Süßstoff	Reines Molke-, Erbsen-, Hanf- oder Naturreisprotein (ungesüßt oder mit Stevia gesüßt)
Leitungswasser	Gefiltertes Wasser, Mineralwasser aus Glasflaschen

POTENZIELL ENTZÜNDUNGSFÖRDERNDES ESSEN

Manche Lebensmittel haben das Potenzial, Entzündungen auszulösen – abhängig von ihrer Qualität und davon, ob Sie sie vertragen. Schauen wir uns exemplarisch die drei Lebensmittel an, die am häufigsten Probleme bereiten:

Milchprodukte

Aus der reinen Ernährungsperspektive sind Milchprodukte eine erstklassige Quelle für Vitamine und Mineralstoffe, besonders Vitamin D und Calcium. Doch haben immer mehr Menschen nach dem Genuss von Milchprodukten Beschwerden. Warum ist das so, wo doch unsere Vorfahren für Tausende von Jahren ohne Probleme Milchprodukte konsumiert haben?

Erstens sind die Milchprodukte, die wir verzehren, von schlechter Qualität. Oft enthalten sie Pestizide, Steroide, Wachstumshormone und Antibiotika. Das Pasteurisieren zerstört das natürlich vorkommende Laktase-Enzym, das bei der Aufspaltung der Laktose hilft. Bio-Rohmilch von Weidetieren ist etwas völlig anderes: Sie hat viele wunderbare Gesundheitseigenschaften und wird oft viel besser vertragen. Leider ist Rohmilch nicht leicht zu finden, und es gibt Sicherheitsbedenken aufgrund von bakterieller Verunreinigung.

Zweitens: Ob sie Milch vertragen oder nicht, hängt bei vielen Menschen von ihrer Darmgesundheit ab. Wer z.B. am Leaky-Gut-Syndrom oder einer bakteriellen Überwucherung des Dünndarms (einer Ursache für das Reizdarmsyndrom) leidet, wird viel wahrscheinlicher negativ auf Milchprodukte reagieren. Wer Gluten nicht verträgt, hat ebenfalls eine höhere Wahrscheinlichkeit, auf Milch zu reagieren, da eine Kreuzreaktion vorliegen könnte: Das Immunsystem hält Milcheiweiße für Gluten und reagiert mit einer Entzündung. Bedenkt man, wie viele Menschen an einer geschwächten Darmfunktion leiden, überrascht es nicht, dass viele sich besser fühlen, wenn sie auf Milchprodukte verzichten.

Wenn das alles zu verwirrend klingt: Am besten finden Sie mit einer Ausschlussdiät heraus, ob Sie Milchprodukte vertragen *(siehe S. 57/58)*. Wenn Sie diese dann wieder zu sich nehmen und keine Symptome bemerken, können gute Milchprodukte zu Ihrer gesunden Ernährung beitragen, u.a. Biobutter aus Weidehaltung oder Ghee, die wenig Laktose, aber dafür viel Butyrat, eine Fettsäure mit antientzündlicher Wirkung, enthalten. Bio-Naturjoghurt und Kefir enthalten gesunde Bakterien für Ihren Darm; in Molkenprotein sind Antikörper, die dem Immunsystem zugute kommen.

Gluten

Jahrelang hieß es, auf Gluten verzichten solle nur, wer an Zöliakie leide. Das ist inzwischen zum Glück anders: Auch die Nicht-Zöliakie-Glutenunverträglichkeit ist heute eine anerkannte Erkrankung. Betroffene quälen sich oft mit einer chronischen Entzündung und unangenehmen Symptomen wie Gelenkschmerzen, chronischer Müdigkeit, Gehirnnebel, Verdauungsproblemen und Anämie.[2]

Forschungen zeigten, dass Gluten (besonders eine Eiweißkomponente namens Gliadin) eine Durchlässigkeit des Darms auslösen kann. Eine beschädigte Darmschleimhaut kann dazu führen, dass schlecht verdaute Nahrungspartikel in die Blutbahn gelangen und eine Immunantwort hervorrufen. Diese Entzündung kann zu vielen unspezifischen Symptomen im ganzen Körper führen und mit der Zeit die Gesundheit und Vitalität einer Person stark herabsetzen.

Weizen und andere Getreidesorten, die Gluten enthalten, werden schon seit rund 10.000 Jahren für den menschlichen Verzehr angebaut – warum also entwickeln immer mehr Menschen eine Unverträglichkeit? Die einen sagen, dass die heutigen Weizenstämme stark verändert wurden und neue allergene Komponenten enthalten, die es in den alten Stämmen noch nicht gab. Andere vermuten eine potenzielle Verbindung zu unserer immer stärker gestörten Darmflora oder zu der Tatsache, dass ein Großteil des Getreides mit Pestiziden besprüht wird. Zudem kennen wir die traditionellen Getreideverarbeitungsmethoden nicht mehr – z.B. Aussprossung und Fermentation –, die das Getreide früher besser verdaulich machten.

Egal welche Ursache: Ich habe viele Menschen getroffen, die sich mit einer glutenfreien Ernährung erheblich besser fühlten. Bei manchen verschwanden Ausschläge oder verstopfte Nebenhöhlen, bei anderen Depressionen, Gehirnnebel oder störrisches Bauchfett. Ich empfehle den meisten eine dreiwöchige glutenfreie Ausschlussdiät *(siehe S. 57/58)*, um zu schauen, wie sie sich dann fühlen.

Die Tücken einer glutenfreien Ernährung

Die Anzahl der Menschen, die glutenfrei leben möchten, ist in den letzten Jahren explodiert, und viele Firmen profitieren von diesem Trend, indem sie „Frei-von"-Produkte auf den Markt werfen. Aber „glutenfrei" heißt nicht automatisch „gesund"! Die meisten glutenfreien Produkte aus dem Supermarkt sind stark verarbeitet und frei von Nährstoffen. Wenn Sie eine glutenfreie Ernährung

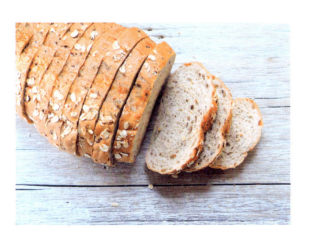

ausprobieren, ist es wichtig, Produkte zu finden, die nicht endlos viele künstliche Zutaten, Konservierungsstoffe und zugesetzte Süßungsmittel (oft irreführend als Reissirup, Zuckersirup o.Ä. bezeichnet) enthalten. Am besten kaufen Sie im heimischen Bioladen oder Reformhaus ein – oft gibt es dort bessere glutenfreie Produkte als im Supermarkt. Eine gute Option ist auch, Ihr eigenes glutenfreies Brot zu backen: Es ist billiger und Sie wissen genau, was drin ist.

Soja

Ob Soja gut oder schlecht für uns ist, hängt hauptsächlich von der Qualität ab. Verarbeitetes Soja ist sehr ungesund und sollte wenn möglich gemieden werden. Es taucht vor allem in Sojaprotein-Insulaten, Sojakäse, Soja-Eiscreme, Soja-Fleischersatzprodukten und Sojabohnenöl auf.

In Ländern, wo traditionell viel Soja verzehrt wird, isst man es eher fermentiert, z.B. als Miso, Tempeh oder Natto. Anders als unfermentiertes Soja bieten uns diese Varianten viel Vitamin K, Mineralstoffe und Eiweiß; die Fermentation sorgt für eine bessere Verdaulichkeit und weniger Nahrungshemmstoffe wie Phytinsäure (die die Aufnahme von Mineralstoffen behindern kann).

Haben Sie den Verdacht, Soja nicht zu vertragen, versuchen Sie es mit der Ausschlussdiät (siehe S. 57/58), um festzustellen, ob es weiterhin Bestandteil Ihrer Ernährung sein soll.

Was Sie nicht essen sollten

Diese Nahrungsmittel sind die größten Übeltäter, die Entzündungen anheizen:

- Zucker
- Süßstoffe: Acesulfam, Aspartam, Neotam, Saccharin, Sucralose
- Raffinierte Kohlenhydrate: Weißmehl, Pommes, Chips, Kekse, Kuchen, Desserts, Cornflakes & Co., Pizza usw.
- Raffinierte Fette und Öle sowie Transfette (in Pflanzenölen und Margarine)
- Fleisch aus Massentierhaltung
- Fisch mit viel Quecksilber wie Thun- und Schwertfisch
- Genverändertes Soja, verarbeitete Sojaprodukte (z.B. Fleischersatz; alles mit Sojaprotein-Isolat)
- Verarbeitete „Frei-von"-Produkte, die viel Zucker und künstliche Inhaltsstoffe enthalten
- Zusatzstoffe wie Natriumbenzoat, Natriumnitrat, BHA und BHT, MSG und Carrageen
- Künstliche Lebensmittelfarbstoffe

WAS SONST NOCH HILFT

Die eine perfekte Ernährung, die für uns alle gut ist, gibt es leider nicht.

Viele komplexe, miteinander vernetzte Faktoren bestimmen, welche Ernährung Ihre Gesundheit am besten unterstützt: Blutgruppe, Genetik, Stoffwechsel, Klima, allgemeiner Gesundheitszustand (besonders der Ihres Darms) und Lebensstil. So löst etwas, das Sie fröhlich und fit macht, bei einem anderen vielleicht Lethargie, Völlegefühl und Gewichtszunahme aus. Daher empfehle ich immer, mit unterschiedlichen Ernährungsweisen zu experimentieren, um den Code für Ihre persönlichen Nahrungsmittel zu knacken – die, mit denen Sie sich am besten fühlen. Als ersten Schritt identifizieren Sie die Dinge, die Ihnen schlechte Gefühle und Symptome bescheren. Eine der besten Methoden dafür ist die Ausschlussdiät.

Die Ausschlussdiät

Lebensmittel auszumachen, die Ihren Körper reizen, ist beim Lindern chronischer Entzündungen ein wichtiger Schritt. Viele Tests auf Lebensmittelunverträglichkeiten sind unzuverlässig, bessere Tests oft sehr teuer. Die Ausschlussdiät ist eine gute Alternative, um herauszufinden, was Ihrer Gesundheit schadet.

Die Ziele einer Ausschlussdiät:

- **Reizauslöser identifizieren:** Die Lebensmittel aufspüren, die zweifelsfrei Ihr Immunsystem reizen, um dann Ihre Ernährung besser auf Ihre Bedürfnisse abzustimmen.

- **Entzündungen reduzieren:** Reaktionen auf Lebensmittel können Entzündungen im Darm auslösen und die Darmschleimhaut durchlässiger machen. Dies kann zu weiteren Entzündungen führen, da Bakterien und Toxine so in die Blutbahn gelangen und das Immunsystem reizen können. Durch das Weglassen krank machender Lebensmittel reduzieren Sie die Entzündung und geben der Darmschleimhaut Gelegenheit zur Reparatur.

- **Das Bewusstsein für unser Essen schärfen:** Die Ausschlussdiät lässt uns genauer auf unseren Körper achten. Der kann zwar nicht sprechen, teilt sich uns jedoch über Symptome mit. Beim Ausschlussprozess sehen Sie genau, wie Ihr Körper auf bestimmte Nahrungsmittel reagiert. Am Ende haben Sie eine bessere Verbindung zu Ihrem Körper – und die Motivation, partnerschaftlich mit ihm zusammenzuarbeiten.

Vielleicht haben Sie bestimmte Lebensmittel im Verdacht und wollen das durch eine Ausschlussdiät bestätigen, oder Sie haben unerklärliche Symptome und möchten herausfinden, ob sie etwas mit dem Essen zu tun haben. Wählen Sie aus der Liste unten eine Lebensmittelsorte aus oder verzichten Sie gleich auf mehrere. Bei vielen Menschen sind Gluten und Milchprodukte die Haupttäter – nach einer entsprechenden Ausschlussdiät fühlen sie sich deutlich besser.

Typische Reizauslöser:

- Glutenhaltiges Getreide (Weizen, Roggen, Gerste, Hafer, falls nicht speziell glutenfreier Hafer)
- Milchprodukte
- Eier
- Mais
- Soja
- Erdnüsse

Ausschlussdiät: So gehen Sie vor

1. Wählen Sie die Lebensmittel aus, auf die Sie verzichten möchten (sie müssen nicht oben aufgelistet sein) und entwerfen Sie einen groben Essensplan, damit Sie viele Möglichkeiten für gesunde Mahlzeiten und Snacks haben.

2. Lassen Sie die verdächtigen Lebensmittel drei Wochen lang weg, und zwar wirklich komplett. Das ist wichtig, um etwaige Entzündungen zu beruhigen und klare Ergebnisse zu erhalten, wenn Sie die Lebensmittel schließlich wieder einführen. Beobachten Sie während des Prozesses Ihren Körper und Ihre Symptome.

3. Nach drei Wochen wählen Sie eines der weggelassenen Lebensmittel aus und essen zwei Tage lang jeden Tag zwei bis drei großzügige Portionen davon. Beobachten Sie, ob Symptome auftreten, z.B. Müdigkeit, Gelenkschmerzen, Kopfschmerzen, Hautirritationen, schnellerer Herzschlag, Magenschmerzen, Veränderungen beim Stuhlgang, Blähbauch oder Reizbarkeit. Ist das der Fall, ist das ein Zeichen dafür, dass das jeweilige Nahrungsmittel Ihnen nicht gut bekommt und Sie es auch weiterhin meiden sollten. Gibt es keine Symptome und Sie fühlen sich gut, können Sie es bedenkenlos essen.

4. Am dritten Tag können Sie das nächste Nahrungsmittel einführen, aber erst, wenn sich etwaige, durch das erste Nahrungsmittel verursachte Symptome abgeschwächt haben.

Muss ich auf Dinge, die bei mir eine Reaktion auslösen, für immer verzichten?

Nicht unbedingt. So mancher, der eine Weile auf problematische Lebensmittel verzichtet und derweil tieferliegende Beschwerden wie Darmdurchlässigkeit und ein Ungleichgewicht des Mikrobioms behoben hat, kann die Lebensmittel später wieder gefahrlos zu sich nehmen.

Ausgeglichener Blutzucker

Insulinresistenz ist eine Hauptursache für chronische Entzündungen. Viele Menschen weisen einen wild schwankenden Blutzuckerspiegel und erste Anzeichen für Insulinresistenz auf, merken das aber gar nicht. Hier einige Anzeichen dafür, dass Sie Ihren Blutzucker nicht im Griff haben:

- Müdigkeit (besonders Energieabfälle wie das berühmte Nachmittagstief)
- Reizbarkeit/Zittern/Schwindel, wenn Sie nicht alle zwei Stunden etwas essen
- Heißhunger auf Zuckriges
- Das Gefühl, Koffein zu brauchen, um durch den Tag zu kommen
- Unruhiger Schlaf
- Häufiges Wasserlassen
- Starker Durst
- Probleme, an Gewicht abzunehmen
- Fett am Bauch („Schwimmreifen")
- Gehirnnebel

Der Grad der täglichen Schwankungen Ihres Blutzuckerspiegels wird glykämische Variabilität genannt. Eine schlechte Variabilität zeigt sich in einer Achterbahnfahrt Ihres Blutzuckers, die zu unangenehmen Symptomen und einer erhöhten Anfälligkeit für Insulinresistenz, metabolisches Syndrom und Diabetes führen kann. Ausgeglichener Blutzucker ist nicht nur entscheidend bei der Entzündungsbekämpfung, sondern schenkt Ihnen auch gleichbleibende Energie, gute Konzentration und ruhigen Schlaf.

> Ursachen für einen ungleichmäßigen Blutzuckerspiegel:
> - Zu viel Zucker und/oder einfache oder raffinierte Kohlenhydrate
> - Zu viele Kohlenhydrate, aber nicht genug Eiweiß, Fett und Ballaststoffe, um sie auszubalancieren
> - Chronischer Stress
> - Zu viel oder zu wenig Sport

Runter von der Achterbahn!

Um den Blutzuckerspiegel auszubalancieren, sollten Sie statt raffinierter Kohlenhydrate (Kekse, Weißbrot, Cornflakes, Kuchen, Chips usw.) kleine Mengen komplexer Kohlenhydrate wie Naturreis, Kürbis, Süßkartoffel, Quinoa und Hafer zu sich nehmen.

Als weiteren Grundpfeiler für die Balance sollten Sie bei jeder Mahlzeit genügend Protein verzehren. Als Faustregel sollte Ihre Eiweißportion etwa so groß sein wie Ihre Handfläche. Gute Eiweißquellen sind Fleisch, Fisch, Geflügel, Eier, alte Getreidesorten wie Quinoa und Hirse, Hülsenfrüchte und Bohnen.

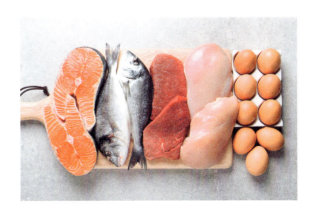

Fett und Ballaststoffe sind ebenso wichtig für den Blutzuckerspiegel, denn sie verlangsamen Verdauung und Aufnahme von Kohlenhydraten. Gesunde Fettquellen sind z.B. Olivenöl, Oliven, Avocados, Nüsse, Samen und fetter Fisch. Eine Menge Ballaststoffe findet man in allen Gemüsesorten; für den Blutzucker sind die mit wenig Stärke die besten.

Hier sind zwei Ernährungsbeispiele – einmal auf der Blutzucker-Achterbahn, einmal nicht:

 Beispiel 1

Frühstück: Gekochtes Ei und Avocado auf Buchweizenbrot
Lunch: Quinoasalat mit Walnüssen
Abendessen: Ofenforelle mit Kürbis, gedämpften Brokkoli und Olivenöl
Snack: Blaubeeren mit Kokosjoghurt, Zimt und gehackten Paranüssen

 Beispiel 2

Frühstück: Kaffee, Knuspermüsli mit Banane, Honig und fettarmer Milch
Lunch: Sandwich, kleine Tüte Chips, Mangosmoothie
Abendessen: Pasta mit Tomatensauce und Käse
Snack: Kaffee, Schoko-Reiswaffeln

Die Kraft natürlicher Lebensmittel nutzen

Auch Kräuter und Gewürze, besonders Fenchel, Zimt und Kurkuma, können zu einem niedrigen Blutzuckerspiegel und verbesserter Insulinsensitivität beitragen.

Naturtrüber Apfelessig verhindert emporschießenden Blutzucker nach einer Mahlzeit und verbessert die Insulinsensitivität. Eine Studie zeigte, dass 4 Teelöffel Apfelessig vor einer kohlenhydratreichen Mahlzeit die Insulinsensitivität um 34 Prozent verbesserten.[3]

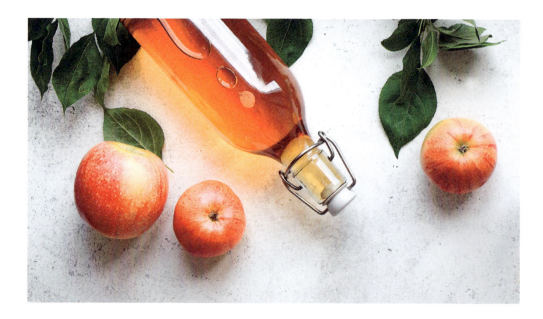

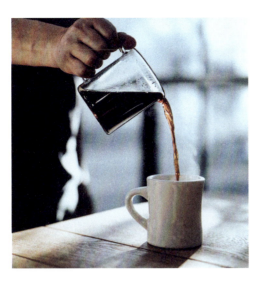

Weg mit dem Koffein

Zu viel Koffein kann zu einem unausgewogenen Blutzuckerspiegel führen. Vielleicht ist der Morgenkaffee doch nicht so gut für Sie, wenn Sie sich in einem Moment quicklebendig und im nächsten zittrig, hungrig und reizbar fühlen. Wenn Sie so etwas an sich festgestellt haben, versuchen Sie mal, zwei Wochen ohne Koffein auszukommen, und vergleichen Sie, wie Sie sich fühlen.

Vegane Ernährung

Die Popularität veganer Ernährung ist in den letzten Jahren steil nach oben geschossen. Aber ist sie auch die beste Ernährung gegen Entzündungen? Nicht unbedingt.

Eine vegane Kost voller Zucker, Fleischersatzprodukte und raffinierter Kohlenhydrate fördert Entzündungen ebenso wie die Ernährung mit tierischen Produkten – sogar mehr, wenn Lebensmittel mit dichtem Nährstoffgehalt wie Fleisch und Eier durch raffinierte Getreide und Pflanzenöle ersetzt werden, die in vielen veganen Fertigprodukten vorkommen.

Wer vegan lebt, muss sorgfältig planen, um sich mit genügend Nährstoffen zu versorgen. Oft fehlt es an Eiweiß, Zink, Eisen, Calcium, Jod und den Vitaminen D und B12. Es ist unmöglich, bei veganer Ernährung genug B12 zu erhalten, ohne es in zugesetzter Form oder als Nahrungsergänzung zu sich zu nehmen. Für die antientzündlichen Omega-3-Fette gibt es ALA-reiche Lebensmittel wie Chia, Hanf, Edamame und Walnüsse, aber die Umwandlung von ALA in Omega-3 ist nicht immer erfolgreich.

Wenn Sie sich aus Tierwohl- oder Umweltgründen oder einfach so für eine vegane Kost entscheiden, sollten Sie darauf achten, viele antientzündliche Gemüse- und Obstsorten und Kräuter sowie immer viel Eiweiß zu sich zu nehmen. Steigern Sie die Zufuhr pflanzenbasierter Quellen für Zink, Eisen, Calcium und Jod und erwägen Sie zusätzlich Vitamin D und B12 sowie aus Algen hergestelltes Omega-3.

ENTZÜNDUNGSHEMMENDE LEBENSMITTEL

Hier schauen wir uns einzelne Lebensmittel an, die starke antientzündliche Eigenschaften besitzen. Obwohl alle frischen, vollwertigen Lebensmittel gesundheitsfördernd sind, haben Studien gezeigt, dass die folgenden Nahrungsmittel im Bekämpfen von Entzündungen noch besser sind als andere.

Kurkuma

Die Kurkumapflanze (*Curcuma longa*, auch Gelbwurz) ist eine Blütenpflanze aus der Ingwerfamilie. Die medizinischen Eigenschaften der in Indien und Südostasien heimischen Pflanze werden seit Jahrhunderten gelobt. Das Gewürz selbst findet man unter der Erde im Rhizom, dem wurzelartigen Stamm. Das altindische Sanskrit kennt über 50 Bezeichnungen für Kurkuma, darunter *jayanti*, „die, die Krankheiten freundlich stimmt", und *bhadra*, „glücklich".[4]

Kurkuma, eine der schärfsten Waffen gegen Entzündung, hat viele wissenschaftlich bewiesene Eigenschaften und kann sogar mit entzündungshemmenden Medikamenten konkurrieren – ohne die Nebenwirkungen.[5, 6, 7] Dass es so gut gegen Entzündungen hilft, liegt an der chemischen Verbindung Curcumin, die dem Gewürz auch seine typische Farbe verleiht.

So wirkt Curcumin

Wegen seiner stark entzündungshemmenden Wirkung hat sich Curcumin bei vielen Krankheiten als nützlich erwiesen, z.B. Arthritis, Depressionen, Heuschnupfen und nichtalkoholischer Fettleber. Es kann Entzündungen gezielt angehen, indem es entzündungsfördernde Signalmoleküle wie NF-Kb (Nuklearfaktor Kappa B) und IL-8 (Interleukin 8) blockiert.[8] Als starkes Antioxidans kann es helfen, im Körper oxidativen Stress zu eliminieren und Ihre körpereigenen antioxidativen Enzyme wie Glutathion und SOD (Superoxid-Dismutase) anzukurbeln.[9] Curcumin kann außerdem den Spiegel des Wachstumsfaktors BDNF erhöhen, eines Proteins, das das Wachstum von Gehirnzellen aufrechterhält und anregt und so die Hirnfunktion verbessert und schützt.[10]

Die biologische Verfügbarkeit verbessern

Beim Verzehr von Kurkuma fällt es dem Körper schwer, das ganze Curcumin zu absorbieren und zu verwerten. Glücklicherweise kann die Aufnahme durch Zugabe von Fett und schwarzem Pfeffer verbessert werden. Da Curcumin fettlöslich ist, kann es zusammen mit Fett leichter in Ihre Blutbahn gelangen. Schwarzer Pfeffer enthält viel Piperin, ein sekundärer Pflanzenstoff, der die Aufnahme von Curcumin verbessern und die Geschwindigkeit, mit der es in der Leber abgebaut wird, verlangsamen kann, wodurch die Menge des Curcumins in der Blutbahn gesteigert wird.

TIPP: Kombinieren Sie Kurkuma mit schwarzem Pfeffer und einem gesunden Fett (z.B. Kokosöl, Ghee oder einer Avocado). Diese Kombination mit Fett und schwarzem Pfeffer kann die Bioverfügbarkeit um bis zu 2000 Prozent erhöhen!

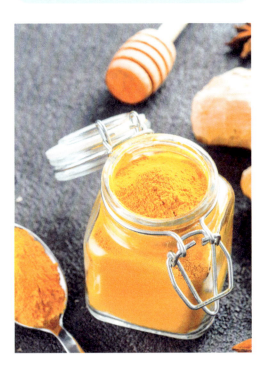

So können Sie Kurkuma genießen

Kurkuma kann frisch oder getrocknet verwendet werden (Achtung: frische Kurkuma macht die Hände *sehr* orange!) Es ist eine vielseitige Zutat mit mildem, angenehmem Geschmack, die man in ganz verschiedenen Gerichten einsetzen kann. Hier ein paar Ideen, die Ihnen helfen, mehr Kurkuma zu essen (oder zu trinken):

- Frische Kurkuma auspressen und den Saft pur trinken oder weitere entzündungshemmende Zutaten wie Zitrone und Ingwer dazugeben
- Als Goldene Milch *(siehe Rezept S. 86)*
- Im Salatdressing
- In der Suppe
- In einem Smoothie
- Mit Datteln, Nüssen und Kokosöl zu Energiebällchen verarbeiten
- Als Zutat für Muffins: Kurkuma und Bananen passen gut zusammen
- Zusammen mit gemahlenem Zimt und Ingwer mit Butter vermengen – ein leckerer Brotaufstrich
- Auf Rührei oder als Omelett-Zutat
- Gemüse vor dem Andünsten bestäuben
- Als Zutat in Currys: Es passt sehr gut zu Kokosmilch
- Als Tee: 1 Teelöffel getrocknete Kurkuma mit dem Saft einer Zitrone, Honig und heißem Wasser verrühren

Ingwer

Ingwer ist ein Superstar der Pflanzenwelt. Man erkennt ihn an seinem feurigen Geschmack (trinken Sie Ingwersaft pur und Sie wissen, was ich meine!) Seine medizinischen und therapeutischen Eigenschaften sind schon lange bekannt. Erstmals erwähnt wurde er vor über 5000 Jahren in Südostasien; heute schätzt man ihn weltweit als Gewürz und Therapeutikum. Eine frische Ingwerwurzel enthält über 100 bioaktive Verbindungen. Ein Großteil seiner Wirkung wird aber einer chemischen Verbindung namens Gingerol zugeschrieben.

So wirkt Ingwer

Ingwer ist eine gute Verdauungshilfe, weil er Gase reduziert und den Darmtrakt entspannt. Er wirkt auch gut gegen Übelkeit und Erbrechen; seine Wirksamkeit bei Seekrankheit, Übelkeit durch Chemotherapien und Morgenübelkeit ist gut dokumentiert. [11, 12]

Ingwer kann außerdem das Herz-Kreislauf-System unterstützen, bei Männern die Testosteronproduktion ankurbeln, das Gedächtnis stärken und die Leber schützen. Auch wirkt er stark antientzündlich: Er kann das entzün-

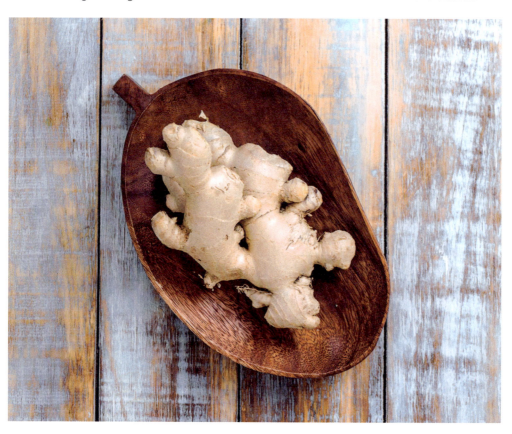

dungsfördernde NF-kB blockieren, die Aktivität entzündungsfördernder Gene einschränken und die Produktion schmerz- und entzündungsauslösender Chemikalien bremsen. Daher hilft er bei vielen entzündlichen Beschwerden wie Arthritis, Migräne und Regelschmerzen. Studien haben gezeigt, dass Ingwer bei bestimmter Dosierung ebenso effektiv wirkt wie die Schmerzmittel Aspirin oder Ibuprofen. Dies ist auch deshalb vielversprechend, weil entzündungs- und schmerzhemmende Mittel, wenn man sie zu lange oder zu häufig einnimmt, Magen und Darmschleimhaut angreifen können.

Ingwer enthält viel mehr Antioxidantien als die meisten Gemüse- und Obstsorten. Übertroffen wird es nur von Granatäpfeln und einigen Beerensorten.[13] Zudem schützt es auch unsere körpereigenen Antioxidantien, Glutathion und SOD (Superoxid-Dismutase).[14] Zu viel oxidativer Stress (freie Radikale) im Körper kann eine Entzündung auslösen. Antioxidantien halten dagegen und sind daher ein starkes Werkzeug zum Schutz vor Entzündungen.

So können Sie Ingwer genießen

- Frisch oder gemahlen in Smoothies und Suppen

- Frisch entsaftet zum Trinken mit weiteren antientzündlichen Zutaten

- Frisch entsaftet und mit heißem Wasser, Zitrone und Honig zu einem immunstärkenden Tee verrührt

- Mit anderen aromatischen Gewürzen in einer Tajine

- Gemahlen zusammen mit Zimt in Obstkompott

- Frisch als Zutat in Pfannengerichten, Ramen-Nudeln und Currys

- Gemüse vor dem Grillen in einer Marinade aus fein geriebenem frischem Ingwer und Miso einlegen

- Als Backzutat: Ingwer und Möhren passen gut zusammen

- Mit frischem Ingwer ein Öl aromatisieren und örtlich anwenden, um Muskelschmerzen oder Arthritis zu lindern

Grüner Tee

Grüner Tee ist eines der gesündesten Getränke des Planeten – reich an Antioxidantien, Vitaminen und Mineralstoffen und eine tolle Bereicherung für Ihre antientzündliche Lebensmittel-Apotheke!

So wirkt grüner Tee

Grüner Tee ist reich an Polyphenolen – Pflanzenstoffen mit stark entzündungshemmenden und weiteren guten Eigenschaften; einer der wirksamsten heißt EGCG (Epigallocatechingallat). Polyphenole nehmen freie Radikale auf und reduzieren so oxidativen Stress. Weil sie auch die Produktion freier Radikaler hemmen, verhindern sie Entzündungen und schützen vor etlichen Krankheiten. Polyphenole können außerdem das Wachstum guter Bakterien im Darm-Mikrobiom fördern, was bekanntlich im Kampf gegen chronische Entzündungen besonders wichtig ist.

> **TIPP:** Gießen Sie grünen Tee nicht gleich mit kochenden Wasser auf – das kann den Geschmack verändern und die wertvollen Pflanzenstoffe beschädigen. Lassen Sie das Wasser zehn Minuten stehen und gießen Sie es erst dann auf. Lassen Sie den Tee vor dem Genuss 1 Minute ziehen.

Grüner Tee kann mittels EGCG, Koffein und L-Theanin die geistigen Funktionen stärken. Er enthält viel weniger Koffein als Kaffee, und der anregende Effekt wird zusätzlich durch das L-Theanin abgeschwächt, eine beruhigende Aminosäure, die außer auf die Konzentration auch positiv auf Entspannung und Schlaf wirkt. Daher berichten die meisten Menschen, die grünen Tee trinken, dass ihre Energie den Tag über stabiler bleibt und sie sich mental klarer fühlen, als wenn sie Kaffee trinken.

Studien deuten darauf hin, dass grüner Tee helfen kann, das Risiko für einige Krebsarten zu senken, Diabetes vorzubeugen, die Zahngesundheit zu verbessern und das Leben zu verlängern. Er kann außerdem Ihr LDL-Cholesterin (das „böse" Cholesterin) verringern und Ihr Risiko einer Herz-Kreislauf-Erkrankung um bis zu 31 Prozent senken.[15]

Grüner Tee ist auch nützlich, wenn Sie abnehmen möchten, da er Ihren Stoffwechsel und die Fettverbrennung ankurbeln kann.[16]

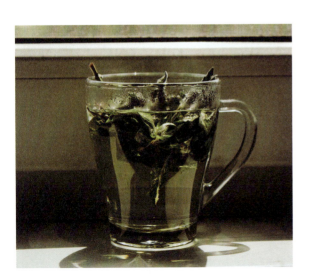

Welcher grüne Tee?

Bevorzugen Sie hochwertigen, losen Bio-Tee. Es gibt viele verschiedene Sorten; eine gute Wahl ist der japanische Sencha-Tee, da er tendenziell die wenigsten Schadstoffe und die meisten Antioxidantien enthält.

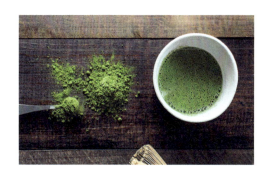

So können Sie grünen Tee genießen

- Mit heißem Wasser aufgießen und pur genießen
- Mit kaltem Wasser aufgießen und 12–15 Stunden ziehen lassen
- Als erfrischende Limonade zusammen mit Zitronensaft, Eis, Wasser und einer natürlichen Süße, z.B. Stevia
- Im Winter Matcha-Latte und im Sommer Matcha-Frappé zubereiten
- Matcha an frische Gemüsesäfte geben
- Matcha zu Smoothies hinzugeben
- Matcha zu selbstgemachter Schokolade hinzugeben
- Matcha beim Backen verwenden
- Matcha in den Pfannkuchenteig geben
- Aus Matcha, Datteln, Nüssen und Kokosraspeln Energiebällchen machen
- Aus Matcha, Vanilleextrakt und Kokosmilch eine Panna Cotta machen
- Ochazuke zubereiten, ein Reisgericht, das mit Tee aufgegossen wird

Grüner Tee und Matcha – was ist der Unterschied?

Grüne Teeblätter und Matcha stammen beide von der gleichen Pflanze, *Camellia sinensis*. Wegen unterschiedlicher Verarbeitungsmethoden unterscheidet sich ihr Ernährungsprofil. Matcha wird aus grünen Teeblättern gemacht, die zu einem feinen Pulver gemahlen wurden. Es wurde im Schatten angebaut, um die Pflanze zu einer höheren Chlorophyllproduktion anzuregen, während die meisten Grünteepflanzen in der Sonne wachsen. Im Ergebnis hat Matcha mehr Nährstoffe, mehr Antioxidantien und einen kräftigeren Geschmack. Zudem wird das Pulver in Wasser aufgelöst, sodass Sie die ganzen Blätter (samt all ihrer Nährstoffe) zu sich nehmen statt nur aufgegossenes Wasser. Beide haben exzellente entzündungshemmende Eigenschaften, aber Matcha ist konzentrierter und meist teurer als loser grüner Tee.

Fetter Fisch

Alle Fischarten enthalten gesundheitsfördernde Nährstoffe, aber die sogenannten Fettfische sind noch wirkungsvoller: Ihr Gewebe und ihr Bauchraum weisen einen hohen Fettgehalt auf, während Weißfisch (Magerfisch) wie Kabeljau oder Wolfsbarsch das Fett nur in der Leber speichert, sodass der Gesamtfettgehalt viel niedriger ist.

So wirkt fetter Fisch

Fetter Fisch ist reich an Omega-3-Fettsäuren *(siehe S. 50)*. Er enthält zwei Sorten, EPA und DHA, die stark antientzündlich wirken. Fettfisch ist außerdem eine tolle Quelle für Eiweiß und die immunstärkenden Nährstoffe Vitamin A und D, Zink und Selen.

Omega-3-Fette haben sich in vielen Gesundheitsbereichen als nützlich erwiesen und bekämpfen effektiv Entzündungen. Die EPA- und DHA-Zufuhr zu erhöhen kann bei einigen Autoimmun- und chronisch-entzündlichen Erkrankungen helfen, z.B. bei rheumatoider Arthritis, Lupus, chronisch-entzündlicher Darmerkrankung und Schuppenflechte. Omega-3 ist wichtig für die Hirnfunktion und kann das Alzheimerrisiko senken. In der Schwangerschaft ist besonders DHA unerlässlich für die Gehirn- und Augenentwicklung des Kindes. Mehr Omega-3 zu sich zu nehmen kann außerdem das Risiko eines Herzinfarktes senken, die Haut- und Knochenge-

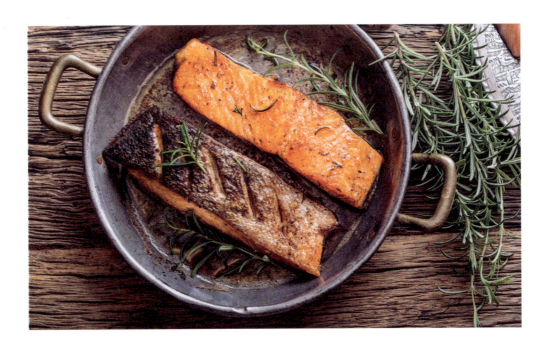

sundheit verbessern und potenziell die Symptome einer Depression abmildern.

Man nimmt an, dass Omega-3 die Entzündungswerte senkt, indem es die Produktion entzündungsfördernder Zytokine und Enzyme bremst sowie Resolvine ausschüttet – Moleküle, die

> Nach diesen Fettfischen sollten Sie Ausschau halten:
>
> - Aal
> - Forelle
> - Hering
> - Karpfen
> - Lachs
> - Makrele
> - Sardellen (Anchovis)
> - Sardine
> - Sprotten

dabei helfen, Immunreaktionen auszuschalten und Entzündungen aufzulösen.

> **TIPP:** Die verbreitetsten Fettfische sind Lachs, Makrele, Anchovis, Sardinen und Hering. In England merkt man sich das mithilfe ihrer Anfangsbuchstaben, die SMASH ergeben (Lachs = *salmon*).

So können Sie fetten Fisch genießen

- Aus Anchovis, frischen Kräutern, Olivenöl, Knoblauch, Kapern und Rotweinessig eine Salsa verde anrühren
- Selbstgemachte Pizza mit Anchovis belegen *(Rezept für Blumenkohlpizza auf S. 116)*
- Makrelenpaste machen
- Gegrillten Fisch mit hausgemachter Aioli servieren
- Einen knackigen Salat mit einem gegrillten Makrelenfilet krönen
- Einen Auflauf aus Lachsfilets, Paprika, Tomaten und Süßkartoffeln zubereiten
- Lachsfilet in Päckchen aus Backpapier im Ofen garen, zusammen mit Zwiebeln, Knoblauch, Zitrone und Petersilie
- Sardinen auf Toast genießen
- Forelle im Ganzen im Ofen garen, mit Zitrone, Knoblauch und Meerfenchel

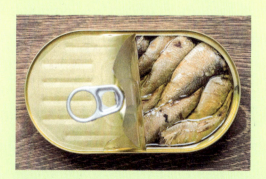

Olivenöl

Olivenöl ist eine köstliche, vielseitige und sehr gesunde Bereicherung Ihres Speiseplans. Es enthält eine eindrucksvolle Anhäufung von über 200 gesundheitsfördernden Stoffen, darunter eine einfach ungesättigte Omega-9-Fettsäure namens Oleinsäure, Polyphenole, cholesterinsenkende Phytosterine, eine hautgesunde Verbindung namens Squalen sowie die Vitamine E und K.

So wirkt Olivenöl

Olivenöl schützt das Herz: Studien zeigten, dass es den Blutdruck senken, Plaque-Bildung in den Arterien vorbeugen, „schlechtes" LDL-Cholesterin und Triglyceride dezimieren und HDL, die schützende Version des Cholesterins, vermehren kann.[17] Eine regelmäßige Zufuhr von Olivenöl kann den Blutzuckerspiegel senken, die Insulinsensitivität verbessern[18, 19] und als Bestandteil einer mediterran geprägten Ernährung Ihr Risiko für Typ-2-Diabetes um bis zu 52 Prozent senken.[20, 21]

Die enthaltene Oleinsäure kann helfen, das Gehirn zu schützen: Sie bildet dort einen großen Teil der Biomembran Myelin, der schützenden Schicht rund um die Nervenzellen. Olivenöl zeigt sich als vielversprechend bei der Alzheimer-Vorbeugung und beim Verringern von Depressionssymptomen.

Olivenöl hat exzellente entzündungshemmende Eigenschaften. Eine seiner Phenolverbindungen, das Oleocanthal, beschreitet die gleichen Wege wie Ibuprofen und hilft daher, Entzündungen und Schmerzen zu lindern, was sich bei entzündlichen Beschwerden wie rheumatoider Arthritis als nützlich erweist.[22]

Olivenöl ist vollgepackt mit Antioxidantien, die den Körper vor oxidativem Stress bewahren und das Risiko für chronische Krankheiten senken. Besonders Squalen kann vor Hautkrebs schützen, daher ist ein Salat mit viel goldenem Olivenöl, den Sie in der Sonne genießen, eine besonders schlaue Kombination!

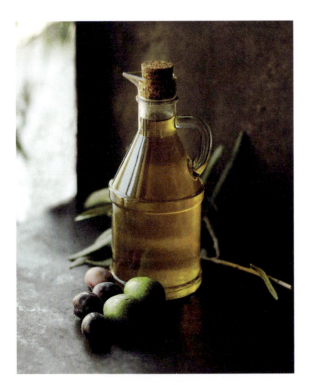

So können Sie Olivenöl genießen

- Im Salatdressing

- Als Beigabe zu Smoothies

- Mit Eigelb, Zitronensaft, Apfelessig und Senf verrührt als hausgemachte Mayonnaise

- Mit Balsamicoessig oder frischen Kräutern in ein Schälchen gegossen als Dip für frisches Brot

- Mit Knoblauch, frischen Kräutern oder Chilis ziehen lassen und zu Fleisch, Fisch oder Gemüse essen

- Als Zutat in hausgemachtem Hummus, Zaziki oder Babaganoush

- Mit Kichererbsen-, Buchweizen- oder Hafermehl zu Kräckern verarbeiten

- Beim Servieren über gedämpftes Gemüse träufeln

- Anstelle von Butter im Kartoffelpüree

- In Aufläufen, Eintöpfen und Suppen

- In einem Olivenölkuchen

- Mit Honig, Ei und Avocado- oder Kokosöl verrührt als Haarmaske

Welches Olivenöl?

Die Qualität des Olivenöls ist sehr wichtig. So können Sie das meiste aus Ihrem Öl herausholen:

- Kaufen Sie Olivenöl mit den Bezeichnungen „kaltgepresst" oder „extra vergine"; meiden Sie Öle mit Bezeichnungen wie „raffiniert", „rein" oder „light", diese haben nicht die gesundheitsfördernden Eigenschaften des kaltgepressten Öls.

- Kaufen Sie bevorzugt Öle in dunklen Glasflaschen.

- Lagern Sie Ihr Olivenöl fern von direkter Sonneneinstrahlung und Hitze (ideal ist ein kühler Schrank nicht zu nah am Herd).

- Geöffnet bleibt Olivenöl 1–2 Monate frisch. Wer es in dieser Zeit nicht aufbrauchen kann, kauft einfach kleinere Flaschen.

Ein verbreiteter Irrglaube ist, dass man Olivenöl extra vergine nicht zum Braten verwenden kann. Dieses Öl hat aber einen recht hohen Rauchpunkt und wird zudem durch den hohen Polyphenolgehalt vor dem Oxidieren bewahrt, sodass man es problemlos zum Braten auf niedriger oder mittlerer Stufe nehmen kann.

ERNÄHRUNG

Walnüsse

Die bescheidene Walnuss ist ein kleines Kraftpaket voller gesunder Fette, Ballaststoffe, Vitamine und Mineralstoffe.

So wirken Walnüsse

Es ist faszinierend, dass Mutter Natur hier etwas geschaffen hat, das wie der Körperteil aussieht, den es unterstützt: Die Falten und Kräuselungen einer Walnuss, überhaupt ihre ganze Form, sehen dem menschlichen Gehirn erstaunlich ähnlich. Von allen Nüssen enthalten Walnüsse die meiste Alpha-Linolensäure, eine pflanzliche Form von Omega-3. Omega-3 ist wesentlich für die Hirnfunktion; es verbessert die geistigen Funktionen und reduziert Entzündungen in Gehirn und Nervenzellen. Vielversprechende Forschungen legen nahe, dass eine Verbesserung des Omega-3-Status gegen Alzheimer helfen kann, weil es die Bildung von Beta-Amyloid-Plaques im Gehirn verhindert.[23] Walnüsse sind außerdem reich an Polyphenolen, die dazu beitragen, Neuronen zu schützen und Hirnentzündungen zu verhindern.

Walnüsse weisen wegen ihres Gehalts an Vitamin E, Melatonin und Polyphenolen eine stärkere antioxidative Aktivität auf als alle anderen Nüsse. Das Hormon Melatonin reguliert Ihren Biorhythmus (*siehe S. 40*) und hat eine stark antioxidative Wirkung. Walnüsse enthalten natürlich vorkommendes Melatonin, was auch zu besserem Schlaf beitragen kann.

Polyphenole füttern die guten Bakterien in Ihrem Darm – die ja ebenfalls dabei helfen, Entzündungen fernzuhalten.

Vitamin E unterstützt die Verlangsamung des Alterungsprozesses; es verhindert eine Verhärtung der Arterien und hält auch Ihre Haut glatt und weich.

Nüsse aktivieren

Um die Nüsse leichter verdaulich zu machen, können Sie sie vor dem Genuss einweichen. Das aktiviert ihren Keimungsprozess und hilft so dabei, Phytinsäure und Enzymhemmer zu beseitigen, die sonst die Aufnahme von Mineralstoffen und die Verdauung behindern könnten.

200 Gramm Walnüsse in eine Schüssel geben, mit gefiltertem Wasser und 1 Teelöffel Salz bedecken. 5–8 Stunden einweichen lassen. Danach das Wasser abgießen und die Nüsse gut abspülen.

Sie können die Nüsse essen, wie sie sind, oder sie – für eine knackigere Konsistenz – 12–24 Stunden in einen Dörrautomaten oder bei höchstens 65°C in den Ofen geben.

So können Sie Walnüsse genießen

- Als Walnussmilch: Die Nüsse über Nacht einweichen, abspülen, mit Wasser im Standmixer verarbeiten, dann durch ein Musselintuch drücken
- Im Mixer zu Walnussbutter verarbeiten
- Gehackte Walnüsse über Porridge, Salat oder Joghurt streuen
- Salatdressing mit Walnussöl
- Studentenfutter aus Walnüssen, Cranberries, Kürbiskernen und Kakaonibs
- Walnusspesto aus Walnüssen, Basilikum, Knoblauch, Olivenöl und Salz
- Als Energiebällchen aus Walnüssen, Kokosraspeln, Datteln und Tahini
- Als leckeren Snack mit Apfelscheiben und Käse
- Früchtebrot mit Gewürzen und Rosinen
- Als Walnuss-Kräuterkruste für Fisch, Fleisch oder gebratenes Gemüse
- In veganen „Fleisch"bällchen mit Kichererbsen, Knoblauch, Zwiebeln und Kräutern

TIPP: Die Walnüsse in einem Glas im Kühlschrank lagern. So bleiben Frische und Nährstoffe erhalten.

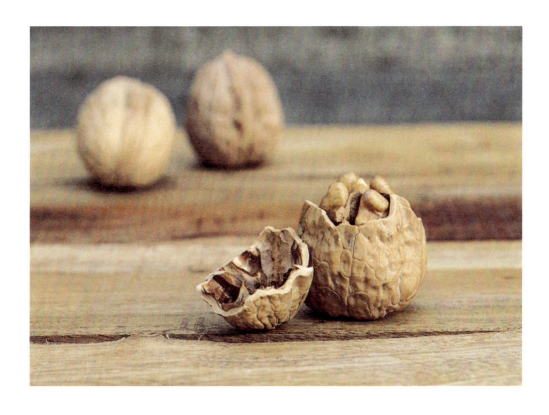

Kreuzblütler-Gemüse

Gemüse aus der Familie der Kreuzblütengewächse heißt so, weil die Blüten dieser Pflanzen kreuzförmig angeordnet sind. Zu der sehr großen Pflanzenfamilie gehören unter anderem:

- Blumenkohl
- Brokkoli
- Brunnenkresse
- Daikon-Rettich
- Grünkohl
- Kohlrabi
- Kohlrübe
- Mangold
- Meerrettich
- Pak Choi
- Radieschen
- Rosenkohl
- Rucola
- Senf
- Spinat
- Steckrübe
- Wasabi-Rettich
- Weißkohl
- Wildbrokkoli

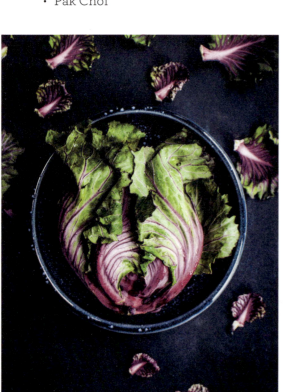

So wirkt Kreuzblütler-Gemüse

Aus ernährungsphysiologischer Perspektive hat es dieses Gemüse wirklich drauf: Es ist eine exzellente Quelle für Antioxidantien, Folsäure, die Vitamine C, E und K sowie Mineral- und Ballaststoffe. Seine unlöslichen Ballaststoffe verhelfen zu einer guten Verdauung und beugen Verstopfungen vor; die löslichen Ballaststoffe tragen zu einem niedrigeren LDL-Cholesterinspiegel, einem gleichmäßigen Blutzuckerspiegel, einer länger andauernden Sättigung und gut gefütterten Darmbakterien bei.

Kreuzblütler-Gemüse ist reich an Sulforaphan, einem schwefelhaltigen sekundären Pflanzenstoff mit vielen gesunden Eigenschaften. Sulforaphan kann durch das Neutralisieren von NF-kB dazu beitragen, Entzündungen einzudämmen.

Studien sehen eine Verbindung zwischen einer höheren Zufuhr an Kreuzblütler-Gemüse und einem erheblich reduzierten Krebsrisiko.[24] Sulforaphan kann vor Krebs schützen, indem es den Abtransport von Krebserregern fördert und das Wachstum von Krebszellen verhindert.[25] Da es die Leber unterstützt und die Entgiftung verbessert, kann es auch vor Schäden bewahren, die durch Medikamente, giftige Chemikalien und Alkohol verursacht werden.

Eine weitere interessante Verbindung in Kreuzblütler-Gemüse heißt Indo-

3-Carbinol (IC 3). Sowohl IC 3 als auch eines seiner Abbauprodukte, Diindolylmethan (DIM), erweisen sich als wirksam gegen östrogenabhängigen Krebs wie Brust-, Gebärmutterhals- und Darmkrebs.

So können Sie Kreuzblütler genießen

- Selbst gezogene Brokkolisprossen zum Salat oder zu Smoothies geben oder pur mit Olivenöl und einer Prise Stein- oder Meersalz genießen

- Als leuchtend grüne Suppe aus Brokkoli, Spinat und Brunnenkresse

- Als Brunnenkresse-Soße zu Fisch oder vegetarischem Nussbraten

- Als Coleslaw aus Weißkohl- und Möhrenstreifen

- Brokkoli und Grünkohl dämpfen und mit Olivenöl und Salz servieren

- Ein Omelett mit Spinat machen

- Als Gemüsepfanne mit Weißkohl, Brokkoli, Pak Choi und Grünkohl

- Als Grünkohlchips mit Olivenöl, Salz und Hefeflocken

- Rucola und Radieschen im Salat

- Als Pesto aus Spinat oder Rucola

- Blumenkohl mit Olivenöl, Kurkuma, Kreuzkümmel und Mandeln dünsten

- Aus Steckrüben, Eiern und Zwiebeln Bratlinge machen

- Blumenkohl- statt Kartoffelpüree

- Als Brokkoli „reis": So lange im Standmixer verarbeiten, bis es Reiskörnern ähnelt, dann im Ofen backen oder in einer Pfanne mit Olivenöl andünsten

- Weißkohl mit Kokosöl und Knoblauch in der Pfanne dünsten

Bedenken wegen Goitrogenen

Manche Menschen sind aufgrund des hohen Goitrogen-Gehalts von Kreuzblütler-Gemüse besorgt. Goitrogene können die Schilddrüsenfunktion stören, weil sie die Aufnahme von Jod hemmen. Dafür müssten Sie allerdings eine Riesenmenge Gemüse essen. Wenn Sie aber Probleme mit der Schilddrüse haben und auf der sicheren Seite sein möchten, sollten Sie lediglich grüne Smoothies oder Säfte aus rohem Kreuzblütler-Gemüse meiden. Denn durch Garen wird der Effekt stark abgemildert – Dämpfen reduziert die Goitrogene und erhält die Nährstoffe. Brokkolisprossen enthalten gar keine Goitrogene und sind die bei Weitem ergiebigste Sulforaphan-Quelle. Man kann sie ganz einfach zu Hause in einer Keimschale ziehen.

Knoblauch

Knoblauch ist nicht nur eine köstliche Zutat, sondern auch sehr gesund. Schon in der Antike schätzte man ihn aufgrund seiner medizinischen Eigenschaften.

So wirkt Knoblauch

Für viele der therapeutischen Wirkungen des Knoblauchs sind seine schwefelhaltigen Verbindungen verantwortlich, die Thiosulfinate. Sie geben ihm auch seinen starken Geschmack und Geruch. Thiosulfinate zeigen eine außerordentliche entzündungshemmende und antioxidative Aktivität.

Eine der aktiven Hauptkomponenten des Knoblauchs ist eine Schwefelverbindung namens Allicin mit stark antiviraler, antifungaler und antibakterieller Wirkung. Sie dient der Abwehr von Grippe und Erkältungen und kann Ihnen dabei helfen, nach einer Infektion schneller wieder fit zu werden. Eine Studie zeigte, dass der tägliche Verzehr von Knoblauch im Vergleich mit einem Placebo die Anzahl der Erkältungen um 63 Prozent reduzieren und die Genesungszeit derer, die doch krank wurden, von fünf auf eineinhalb Tage herabsetzen konnte.[26]

Knoblauch zeigt auch Potenzial beim Zersetzen von Biofilmen – schleimigen Schutzfilmen rund um Bakterien und Pilze. Biofilme sind für die Gesundheit eine Herausforderung, weil unser Immunsystem und Medikamente Schwierigkeiten haben, sie zu durchdringen. Das kann zu chronischen, behandlungsresistenten Infektionen und einem hohen Entzündungsgrad führen.

Knoblauch unterstützt Herz und Kreislauf: Forschungen legen nahe, dass er zur Senkung schädlichen Cholesterins beiträgt, den Blutdruck senkt und eine Verhärtung der Arterien verhindert.

Knoblauch war womöglich eines der frühesten Dopingmittel: Im antiken Griechenland bekamen die Athleten Knoblauch, um Kraft und Ausdauer zu steigern. Das können Sie selbst ausprobieren – Studien zeigen, dass eine regelmäßige Einnahme von Knoblauch dazu beitragen kann, die sportliche Leistung zu steigern, weniger müde zu werden und sich schneller zu erholen.[27]

TIPP: Am meisten profitiert man von Knoblauch, wenn man ihn roh isst, denn das Erhitzen kann das wichtige Enzym Alliinase deaktivieren. Möchten Sie das doch tun, können Sie so einige Gesundheitswirkungen erhalten: Die Knoblauchzehen hacken oder zerdrücken und vor dem Garen 10 Minuten ruhen lassen. Das Hacken oder Zerdrücken setzt die Alliinase frei, welche die Bildung von Allicin beschleunigt. Das Allicin spaltet sich dann in gesunde Schwefelverbindungen auf.

So können Sie Knoblauch genießen
- Bei Zahnschmerzen oder Erkältung: Behalten Sie eine Knoblauchzehe im Mund und beißen Sie alle paar Minuten darauf, um den Saft freizusetzen. Nach 30 Minuten ausspucken.
- Für Suppen, Aufläufe oder Pasta mit Zwiebeln anbraten, später noch etwas rohen Knoblauch darübergeben
- Als Zutat für Pfannengerichte
- Für selbstgemachtes Knoblauchöl den Knoblauch länger in Öl einlegen
- Als Knoblauchmayonnaise
- Als Zutat in Dips wie Hummus, Babaganoush oder Zaziki
- Im Salatdressing
- Als Bestandteil von Soßen wie Pesto, Salsa verde oder Chimichurri
- Ganze Knoblauchzehen mit Paprika, Zwiebeln und Zucchini braten

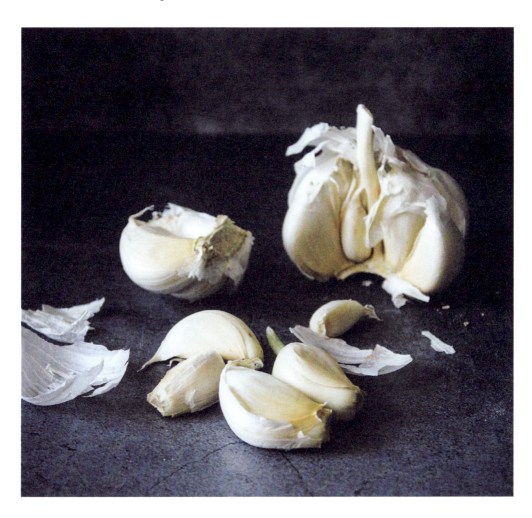

Beeren

Beeren gehören zu den gesündesten Dingen, die Sie nur essen können. Sie sind nicht nur süß, saftig und lecker, sondern auch eines der besten entzündungshemmenden Mittel aus der Natur-Apotheke. Eine meiner größten Freuden ist es, im Herbst wilde Brombeeren zu pflücken und sie stolz mit klebrigen, lila verschmierten Händen nach Hause zu tragen, wo ich ein warmes Kompott daraus koche.

So wirken Beeren

Beeren stecken voller unterschiedlicher Polyphenole, darunter Anthocyane, Quercetin, Resveratrol und Ellagsäure. Diese wirken antioxidativ, um die Pflanze vor ultravioletter Strahlung oder Bakterienangriffen zu schützen. Auch in unserem Körper entfalten sie ihre Wirkung. Die vielen Antioxidantien machen Beeren zu einem hochwirksamen Instrument gegen Entzündungen.

Anthocyane gehören zur Flavonoiden-Gruppe der Polyphenole. Sie sind für die intensive Lila-, Rot- oder Blaufärbung der Beeren verantwortlich und gelten als eines der stärksten Antioxidantien. Verglichen mit anderem Obst enthalten Beeren eine riesige Menge Anthocyan. Weitere Eigenschaften der Anthocyane: Sie reduzieren Entzündungen, senken das Krebsrisiko, schützen vor Herzkrankheiten und geistigem

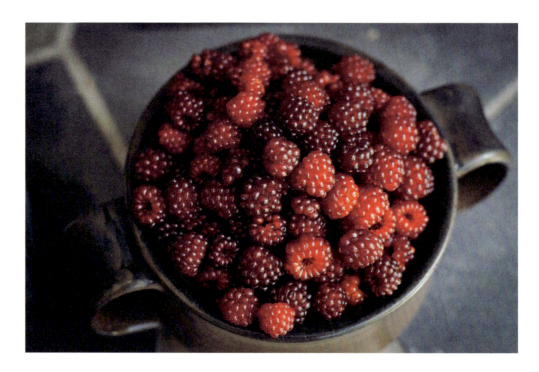

Verfall, unterstützen die Lunge und beugen Infektionen des Harntrakts vor.

Beeren sind eine hervorragende Vitamin-C-Quelle. Vitamin C ist ein wesentlicher Nährstoff und ein starkes Antioxidans, das zur Unterstützung der Hirn- und Immunfunktion beiträgt, die Funktion der Mitochondrien ankurbelt, die Knochen schützt und die Lungenfunktion erhält.

Beeren enthalten viele lösliche Ballaststoffe, die die Aufnahme von Zucker verlangsamen und das Sättigungsgefühl verlängern können. Sie enthalten weniger Zucker als die meisten anderen Früchte, zudem hilft ihr Anthocyangehalt, die Insulinsensitivität zu verbessern und den Blutzuckerspiegel zu senken[28] – großartig für Diabetiker oder Menschen, die abnehmen möchten.

So können Sie Beeren genießen

- In einem Smoothie

- Als warmes Kompott mit Gewürzen wie Zimt und Muskat

- Als Brombeercrumble mit einem Topping aus Nüssen, Kokosraspeln, Kokosöl und gemahlenen Mandeln

- Als Porridge-Garnitur

- Als Overnight-Bircher-Müsli mit Beeren, Haferflocken, Nüssen, Samen und Milch Ihrer Wahl

- Als Garnitur für Desserts (siehe Vanille-Chia-Sommerpudding, S. 122)

- Als Sorbet aus Beeren, Zitronensaft und Stevia

- Als Garnitur für Joghurt, mit gehackten Nüssen und frischer Minze

- Eine Handvoll Beeren und Nüsse als Snack

TIPP: Am meisten profitieren Sie von Beeren, wenn Sie sie roh essen, weil so mehr Nähr- und Pflanzenstoffe intakt bleiben. Wählen Sie möglichst Bio-Beeren, da gewöhnliche Beeren Pestizidrückstände aufweisen können. Sollte dies zu teuer sein, sind tiefgefrorene Beeren eine gute Alternative – Sie können sie prima in Smoothies oder Porridge einrühren oder erwärmt als Kompott löffeln. Einfrieren und Erhitzen können zwar einige Pflanzenstoffe zerstören, aber viele gesundheitsfördernde Stoffe bleiben trotzdem erhalten. Beeren können Sie auch selbst anpflanzen: Erdbeeren, Himbeeren, Brombeeren und Co. gedeihen in unseren Breiten sehr gut.

Wasser

Unser Körper ist quasi das Schwimmbad für unsere Organe, denn mindestens 60 Prozent des menschlichen Körpers bestehen aus Wasser. Wasser ist ausschlaggebend für das Funktionieren jeder einzelnen Körperzelle. Hier nur einige seiner lebensnotwendigen Funktionen:

- Bis zu 90 Prozent unseres Blutes bestehen aus Wasser – so kann es Nährstoffe und Sauerstoff zu den Zellen transportieren
- Wasser hilft bei der Regulierung der Körpertemperatur
- Wasser schmiert unsere Gelenke, hält die Schleimhäute feucht, „badet" das Gehirn und schützt unsere Wirbelsäule
- Wasser wird für Speichel gebraucht, damit wir unser Essen herunterschlucken und verdauen können
- Wasser hilft dabei, Abfallprodukte aus dem Körper zu spülen
- Wasser macht den Stuhl gleitfähig und verhindert Verstopfungen

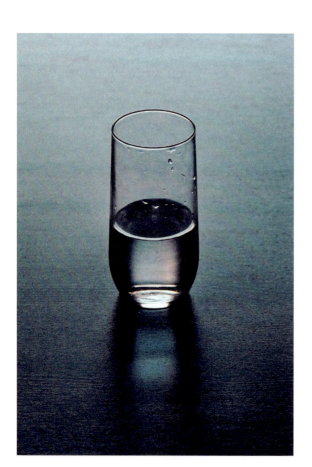

Anzeichen dafür, dass Sie nicht genug Wasser trinken

- Sie trinken mehr Kaffee, Tee oder Softdrinks als Wasser
- Dunkelgelber, intensiv riechender Urin
- Sie müssen weniger als vier Mal täglich wasserlassen
- Durst
- Trockene Haut
- Schwindel
- Kopfschmerzen
- Gehirnnebel
- Reizbarkeit
- Müdigkeit
- Verstopfung

Weil sie so viele Diuretika (Tee, Kaffee, Alkohol, Softdrinks) konsumieren, die dem Körper Wasser entziehen, und nicht genug „echtes" Wasser zuführen, sind die meisten Menschen chronisch dehydriert. Bekommt der Körper aber nicht genügend Flüssigkeit, hat er es sehr schwer, ordentlich zu funktionieren.

Flüssigkeitsmangel kann auf verschiedene Arten zu chronischen Entzündungen beitragen. Hat der Körper nicht genug Wasser zur Entgiftung, können sich Giftstoffe und zelluläre Abbauprodukte im Körper ansammeln und Entzündungen auslösen. Zu wenig Wasser kann das Blut- und Lymphvolumen reduzieren, was es den Immunzellen erschwert, ihren Job zu machen und Sie vor Eindringlingen zu schützen. Die Lieferung von Sauerstoff und Nährstoffen an die Zellen wird dann ebenfalls behindert, und dem Körper wird es noch schwerer gemacht, normal zu funktionieren.

Wie viel Wasser sollten Sie täglich trinken?

Zwei Liter Wasser über den ganzen Tag verteilt sind ein gutes Ziel. Vielleicht brauchen Sie auch mehr, besonders wenn Sie schwanger sind oder aufgrund von viel Sport oder heißem Wetter viel schwitzen.

Was können Sie sonst noch trinken, um Ihre Flüssigkeitszufuhr zu steigern?

Beim Erfassen Ihrer täglichen Flüssigkeitszufuhr zählen Kaffee, Tee, Alkohol und Softdrinks nicht mit, weil sie Ihnen mehr Wasser entziehen, als sie zuführen. Besser sind z.B. Suppen, Brühen und Gemüsesäfte, die dem Körper nicht nur Flüssigkeit, sondern auch wichtige Nährstoffe liefern. Kräutertees sind auch immer gut. Ihr Wasser können Sie durch die Zugabe von frischer Minze, Gurkenscheiben oder frischem Ingwer geschmacklich aufpeppen. Zu Beginn des Tages einen großen Krug mit Wasser zu füllen hilft Ihnen dabei, nachzuhalten, wie viel Sie noch trinken sollten.

Zu welcher Tageszeit sollte man Wasser am besten trinken?

Idealerweise über den ganzen Tag verteilt. Ein großes Glas Wasser gleich nach dem Aufwachen ist eine gute Idee, weil der Körper nach dem Schlaf ausgetrocknet ist. Zum Essen sollten Sie keine Riesenportionen Wasser trinken, denn dies kann die Verdauungssäfte verdünnen und so die Verdauung erschweren. Als Faustregel sollten Sie 30 Minuten vor und 60 Minuten nach einer Mahlzeit keine großen Mengen trinken. Ein paar Schlucke Wasser sind natürlich immer OK, aber ein halber Liter Wasser gleich nach dem Essen wäre nicht so gut.

EIN KURZER BLICK AUF NÄHRSTOFFE

Für unsere Gesunderhaltung arbeiten alle Nährstoffe zusammen. Für die Entzündungsabwehr sind bestimmte Nährstoffe aber besonders wichtig.

Vitamin D

Ein optimaler Vitamin-D-Status ist unerlässlich; ein Defizit wird mit einem höheren Entzündungsgrad in Verbindung gebracht. Außer durch Sonneneinstrahlung bekommen wir Vitamin D u.a. aus fettem Fisch, Rinderleber, Eiern und Shiitakepilzen. Ist Ihr Status OK, aber Sie möchten ihn aufrechterhalten, reicht eine Tagesdosis von 500–2000 I.E. Bei einem Mangel bräuchten Sie viel mehr, daher sollten Sie Ihren Status regelmäßig überprüfen lassen. Achten Sie bei einem Ergänzungsmittel darauf, dass es sowohl Vitamin D3 als auch K2 enthält, da die beiden zusammenarbeiten.

Omega-3

Ein guter Omega-3-Status ist eine der besten Absicherungen gegen Entzündungen. Gute Quellen sind fetter Fisch, Meeresfrüchte und Freilandeier. Versuchen Sie, dreimal wöchentlich Fettfisch zu essen, und Eier, so oft Sie mögen. Pflanzliche Quellen sind Walnüsse, Chia-, Hanf- und Leinsamen.

Lebertran ist eine prima Omega-3-Quelle und enthält noch mehr entzündungshemmende Nährstoffe, z.B. die Vitamine A und D. Wer es nicht schafft, genügend Fettfisch zu essen, oder zu Vitamin-D-Mangel neigt, ist mit 1 bis 2 Teelöffeln täglich gut bedient, besonders in den Wintermonaten. Eine gute Option für Veganer ist Algenöl. Meiden Sie hier aber Sorten, die Carrageen enthalten, da dieses mit Darmentzündungen in Verbindung gebracht wird.

Vitamin C

Vitamin C ist selbst ein starkes Antioxidans, das vor Zellschädigungen durch freie Radikale schützt, kann aber auch die Menge an Glutathion erhöhen, eines der wichtigsten Antioxidantien im Körper. Viel Vitamin C finden Sie in Beeren, Zitrusfrüchten, Spargel, Kreuzblütler-Gemüsen, Paprika, Tomaten und Petersilie. Defizite sind verbreitet; eine zusätzliche Gabe von 100 mg am Tag kann Ihr Immunsystem unterstützen.

B-Vitamine

B-Vitamine sind für viele Körperfunktionen wichtig, z.B. für die Bereitstellung von Energie und ein funktionierendes Nervensystem.

Ein B6-Mangel wird mit erhöhten Entzündungsmarkern in Verbindung gebracht; Defizite bei B9 (Folsäure) und B12 mit erhöhten Homocysteinwerten, die das Risiko für Herzkrankheiten stark erhöhen. B6 findet man in Fleisch, Fisch, Hühnchen, Paprika, Knoblauch und Kreuzblütler-Gemüse, B9 in grünem Blattgemüse, Nüssen, Linsen, Bohnen und Petersilie, B12 in Fleisch, Hühnchen, Fisch, Meeresfrüchten und Eiern.

Ein hochwertiger Vitamin-B-Komplex ist eine gute Idee, um Ihre Vitaminspiegel aufrechtzuerhalten:
- B6: Eine gute Dosis liegt hier zwischen 5 und 50 mg
- B9: Statt Folsäure besser natürliches Folat nehmen (eventuell als Folinsäure oder Metafolin bezeichnet)
- B12: Besser als Cyanocobalamin sind Methyl- oder Hydroxocobalamin

Magnesium

Magnesium ist einer unserer wichtigsten Nährstoffe, ein Mangel weitverbreitet. Unser Körper braucht es für über 300 chemische Reaktionen, u.a. für die Funktion von Muskeln und Nerven, die Regulierung des Blutdrucks, die Produktion von Energie, einen gleichmäßigen Blutzuckerspiegel und den Kampf gegen Entzündungen. Viele Lebensmittel enthalten Magnesium, z.B. grünes Blattgemüse, Kürbis, Kürbiskerne, Nüsse, Körner und Hülsenfrüchte.

Bei Präparaten sollten Sie bioverfügbarere Formen wie Glycinat oder Citrat bevorzugen. Einen besseren Magnesiumstatus bewirken auch Bittersalzbäder, die Magnesiumsulfat enthalten.

Ergänzungspräparate: Sind genug Nährstoffe im Essen?

Basis Ihrer Strategie gegen Entzündungen sollte immer gutes Essen sein. Keine Pille kann die schädlichen Wirkungen einer schlechten Ernährung wettmachen oder die magischen Synergien zwischen Enzymen, Verbindungen und Cofaktoren in unserer Nahrung simulieren. Manche Faktoren können es uns jedoch erschweren, unseren Nährstoffbedarf allein durch das Essen zu decken: Die intensive Landwirtschaft hat dazu geführt, dass in der Erde immer weniger Nährstoffe vorkommen. Gleichzeitig brauchen wir aber mehr davon, weil wir mehr Stress haben, uns weniger draußen aufhalten und verstärkt Lebensmittel- und Umweltgiften ausgesetzt sind. Bestimmte Präparate, wie die nebenstehenden B-Vitamine, können also beim Kampf gegen Entzündungen helfen.

Minderwertige Präparate enthalten jedoch häufig unnötige Träger-, Füll- und Konservierungsstoffe sowie synthetische Formen der Nährstoffe, die schaden können. Investieren Sie also in hochwertige Präparate, deren Nährstoffe so natürlich und bioverfügbar wie möglich sind.

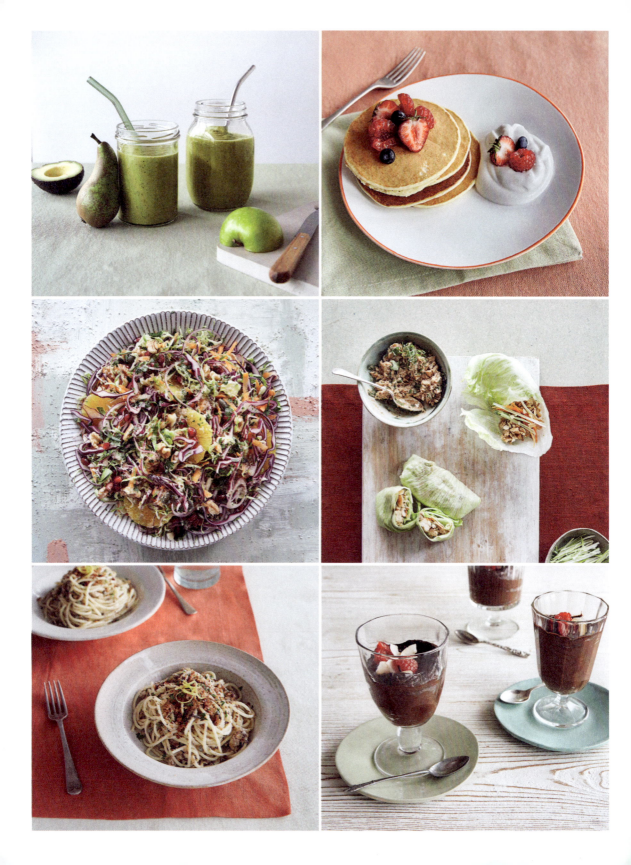

4

REZEPTE

Eine gesunde und ausgewogene Ernährung ist ein wichtiger Baustein
für Ihr Wohlbefinden und für die Abwehr von Entzündungen.
In diesem Kapitel finden Sie 30 leckere Rezepte, jedes mit einer
Vielzahl kraftvoller entzündungshemmender Zutaten, dazu eine
ausgewogene Mischung aus Proteinen, komplexen Kohlenhydraten,
gesunden Fetten und Ballaststoffen, die Ihren Blutzuckerspiegel im
Gleichgewicht halten. Es gibt Frühstücks-, Lunch- und Snackrezepte
sowie Vorschläge für das Abendessen und gesunde Süßigkeiten –
alle sorgfältig ausgewählt aufgrund ihres Nährstoffgehalts, der dazu
beiträgt, Entzündungen zu verhindern sowie Gesundheit und
Lebenskraft zu stärken.

KURKUMA-KOKOSMILCH-LATTE

1 PORTION | **ZUBEREITUNGSZEIT:** 5 Minuten | **GARZEIT:** 5–10 Minuten

Diese gesunde Latte-Variante mit wärmenden Gewürzen, auch als „Goldene Milch" bekannt, schmeckt nicht nur zum Frühstück, sondern immer! Kurkuma und Ingwer wirken stark entzündungshemmend; die Gewürze unterstützen die Verdauung. Hier wurde fettreduzierte Kokosmilch verwendet, aber für eine cremigere Textur können Sie auch fettere Milch nehmen.

250 ml fettreduzierte Kokosmilch
1 TL gemahlene Kurkuma
1 TL fein geriebener Ingwer
frisch gemahlener schwarzer Pfeffer
1 Zimtstange
2 Kardamomkapseln, zerdrückt
1 Prise Muskat
Stevia nach Geschmack

....

Tipp: Ihr Körper kann die Kurkuma noch besser verwerten, wenn Sie noch 1 Teelöffel Kokosöl hinzugeben.

....

Variationen:

- Statt Kokosmilch können Sie auch ungesüßten Mandeldrink nehmen.
- Geben Sie das Mark einer halben Vanilleschote dazu.
- Eine Prise Cayennepfeffer verleiht dem Getränk mehr Schärfe.
- Geben Sie noch 1 Sternanis und eine Prise chinesisches 5-Gewürze-Pulver hinzu.

1 Kokosmilch, Kurkuma, Ingwer und Pfeffer so lange aufschlagen, bis alles schön verrührt und schaumig ist.

2 In einen Topf geben, die Zimtstange und die Kardamomkapseln hinzugeben. Zum Kochen bringen, dann den Herd herunterschalten und die Milch auf niedriger bis mittlerer Stufe etwa 5 Minuten sanft köcheln lassen, dabei ein- oder zweimal umrühren.

3 Vom Herd nehmen und nach Geschmack mit Stevia süßen. Durch ein Sieb in einen Becher gießen.

BEEREN-MINZ-SMOOTHIE

2 PORTIONEN | **ZUBEREITUNGSZEIT:** 10 Minuten

Verglichen mit anderen Früchten enthalten Beeren wenig Zucker. Dafür sind sie vollgepackt mit entzündungshemmenden Antioxidantien. Dieser Smoothie macht erstaunlich satt und ist super für einen guten Start in den Tag oder als gesunder Snack zwischendurch.

240 ml Kokos- oder Mandel-Kefir

120 ml Mandeldrink

1 EL Mandelbutter

115 g TK-Beerenmischung (Erdbeeren, Himbeeren, Blaubeeren, Brombeeren ...)

100 g reife Kirschen, entsteint

1 gefrorene Banane

Saft von 1 großen Orange

1 kleine Handvoll frische Minzblättchen

Stevia zum Süßen

Kokosflocken zum Bestreuen

Tipp: Lagern Sie immer einen Beutel Tiefkühlbeeren im Gefrierfach, damit Sie das ganze Jahr frische Beeren genießen können.

Variationen:

- Ersetzen Sie den Mandeldrink durch Kokosmilch oder den Kefir durch (milchfreien) Joghurt, oder nehmen Sie Ziegenjoghurt.
- Für entzündungshemmende Verstärkung geben Sie noch 1 Teelöffel gemahlene Kurkuma hinzu.
- Nehmen Sie statt tiefgekühlter Beeren frische Ware.

1 Kefir, Mandeldrink, Mandelbutter und Obst in einen Standmixer oder eine Küchenmaschine geben. Den Orangensaft und einen Großteil der Minze hinzugeben, ein paar Blätter zurückhalten.

2 Zu einem dicken, cremigen, glatten Smoothie mixen. Ist er Ihnen zu dickflüssig, verdünnen Sie ihn einfach mit etwas Mandeldrink oder Wasser.

3 Nach Geschmack mit Stevia süßen und auf zwei große Gläser oder – für Smoothie-Bowls – flache Schälchen verteilen. Mit der restlichen Minze und den Kokosflocken garnieren und sofort servieren.

AVOCADO-MATCHA-SMOOTHIE

4 PORTIONEN │ **ZUBEREITUNGSZEIT:** 15 Minuten

Ein Smoothie voller guter Dinge: nährstoffreiches grünes Blattgemüse, Matcha-Grünteepulver voller Antioxidantien, Avocado und Kokosmilch für eine Dosis gesundes Fett.

1 reife Avocado, geschält und entsteint

50 g Grünkohl oder Spinat, geputzt, gewaschen und in Streifen geschnitten

2 grüne Äpfel, entkernt und gehackt

1 Birne, entkernt und gehackt

750 ml Kokosmilch

4 EL Kokosjoghurt

2 TL Matcha-Pulver

einige Eiswürfel (optional)

1 Avocado, Grünkohl oder Spinat, Äpfel, Birne, Kokosmilch, Joghurt, Matcha-Pulver und ggf. Eiswürfel in einen leistungsstarken Standmixer geben.

2 Zu einem cremigen, glatten Smoothie mixen.

3 In vier große Gläser gießen und sofort servieren.

....

Tipp: Mixen Sie den Smoothie immer in letzter Minute, damit er seine intensive grüne Farbe behält. Avocados werden nämlich nach dem Aufschneiden schnell braun.

....

Variationen:

- Für mehr Vitamin C und einen schön sauren Zitrusgeschmack einen großzügigen Spritzer Limetten- oder Zitronensaft dazugeben.
- Für einen dickflüssigeren Smoothie noch eine große, in Scheiben geschnittene Banane hinzugeben.
- Die Kokosmilch durch ungesüßten Mandeldrink ersetzen.

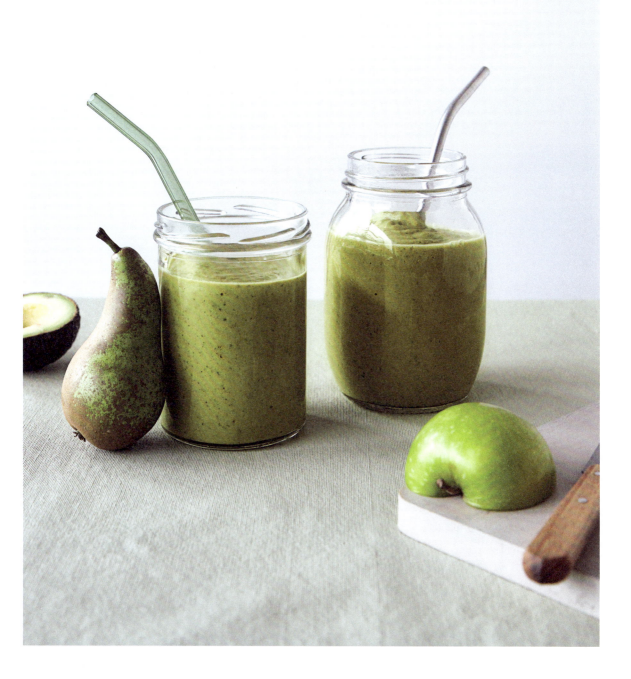

OVERNIGHT OATS MIT BLAUBEEREN

4 PORTIONEN | **ZUBEREITUNGSZEIT:** 10 Minuten | **KÜHLEN:** über Nacht

Ein superschnelles Frühstück, das man am Vorabend in 10 Minuten anrührt, kühl stellt und am Morgen nur noch mit Früchten verfeinert. Haferflocken haben einen niedrigen glykämischen Index, sodass Sie sich länger satt fühlen und vor dem Mittagessen wahrscheinlich keinen Snack anrühren!

200 g kernige oder zarte Haferflocken
500 ml ungesüßter Mandeldrink
400 g milchfreier Joghurt
2 EL Chiasamen
2-3 Tropfen Vanilleextrakt
2 EL gemischte Samen, z.B. Leinsamen, Sonnenblumenkerne
4 EL gehackte Mandeln oder Walnüsse
200 g frische Blaubeeren

Tipp: Verwenden Sie statt der frischen Früchte Tiefkühlbeeren, die Sie vor dem Kühlen auf die Haferflocken-Mischung geben. Die Säfte geben dann ihren Geschmack und ihre Farbe an die Mischung ab.

Variationen:

- Probieren Sie auch anderes Obst als Topping aus, z.B. Himbeeren, Erdbeeren, Kirschen oder Bananenscheiben.
- Wenn Sie es süß mögen, können Sie noch etwas Stevia hinzugeben.
- Statt des Mandeldrinks können Sie auch Kokosmilch verwenden.
- Statt mit Vanille können Sie die Haferflocken auch mit abgeriebener Orangenschale aromatisieren.

1 Haferflocken, Mandeldrink, Joghurt und Chiasamen in eine Schüssel geben und gut vermengen. Nach Geschmack Vanilleextrakt hinzugeben.

2 Die Mischung auf vier Schraubgläser aufteilen. Samen und Nüsse darüberstreuen, die Gläser zuschrauben oder mit Frischhaltefolie abdecken und über Nacht in den Kühlschrank stellen – mindestens 8 Stunden, damit die Haferflocken und Chiasamen die gesamte Flüssigkeit aufnehmen können.

3 Am nächsten Morgen aus dem Kühlschrank nehmen und die Blaubeeren obenauf geben. Sofort genießen.

HASELNUSS-PORRIDGE MIT RHABARBER

4 PORTIONEN | **ZUBEREITUNGSZEIT:** 10 Minuten | **GARZEIT:** 15 Minuten

Haferflocken sind reich an Ballast- und Nährstoffen sowie Präbiotika, die Ihr Darm-Mikrobiom unterstützen. All dies wirkt gegen Entzündungen. Obenauf kommt Rhabarber, der mit Ingwer und Orangensaft gegart wurde.

1 kg junger rosafarbener Rhabarber, geputzt und in Stücke geschnitten

2,5 cm frischer Ingwer, geschält und gerieben

abgeriebene Schale und Saft von 1 Orange

Stevia nach Geschmack (optional)

60 g Haselnüsse

225 g kernige Haferflocken

1,2 l ungesüßter Mandeldrink

1 Prise Meersalz

115 g Kokosjoghurt

···

Variationen:

· Die Orange durch eine Mandarine, Satsuma oder Clementine ersetzen.

· Eine Zimtstange zum Rhabarber geben.

· Anstelle der Haselnüsse Walnüsse oder Mandeln nehmen.

· Wenn der Rhabarber gerade keine Saison hat, als Topping einfach Beeren verwenden.

1 Den Backofen auf 200 °C vorheizen.

2 Den Rhabarber in eine große Auflaufform geben, mit dem Ingwer und der Orangenschale bestreuen. Den Orangensaft darübergießen und das Ganze 15 Minuten im Ofen garen, bis der Rhabarber gerade weich ist – nicht zu lange, sonst wird er matschig! Nach Geschmack mit Stevia süßen.

3 Die Haselnüsse in einer Lage auf einem Backblech ausbreiten und über dem Rhabarber 10–15 Minuten im Ofen rösten, bis sie goldbraun sind und duften. Herausnehmen, in ein sauberes Küchenhandtuch geben, kräftig damit rubbeln, um die Nusshäutchen zu entfernen. Abkühlen lassen und grob hacken.

4 Haferflocken, Mandeldrink und Salz in einen Topf geben. Auf mittlerer bis hoher Stufe unter Rühren zum Kochen bringen. Die Hitze reduzieren und den Brei noch 5 Minuten unter gelegentlichem Rühren köcheln lassen, bis er glatt ist.

5 Auf vier flache Schälchen verteilen, Rhabarber, Joghurt und geröstete Haselnüsse daraufgeben.

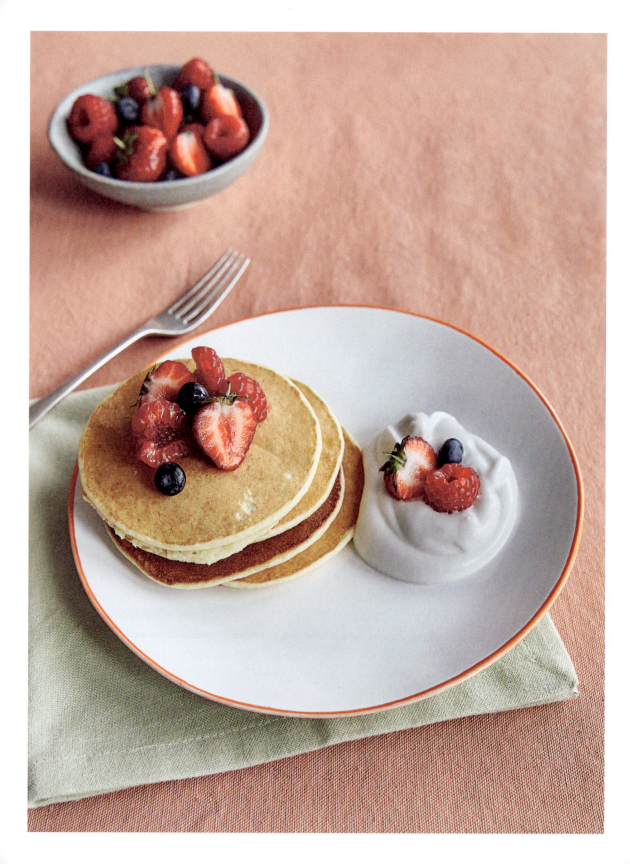

BUCHWEIZEN-FRÜHSTÜCKSPFANNKUCHEN

4 PORTIONEN | **ZUBEREITUNGSZEIT:** 10 Minuten | **GARZEIT:** 10–15 Minuten

Diese leichten, fluffigen Pfannkuchen sind frei von Zucker, Gluten und Milch und schmecken einfach allen! Anders als „gewöhnliche" Pfannkuchen mit Weißmehl und Zucker treiben sie den Blutzuckerspiegel nicht nach oben.

2 große Bio-Eier

220 ml ungesüßter Mandeldrink

5 EL helles Olivenöl, plus etwas mehr zum Braten

1 TL Vanilleextrakt

100 g Buchweizenmehl

100 g glutenfreies Mehl

2 EL glutenfreies Backpulver

1 TL gemahlener Zimt

½ TL Salz

1 Prise Stevia (optional)

Kokosjoghurt zum Servieren

Beerenmischung (Erdbeeren, Blaubeeren, Himbeeren...) zum Servieren

....

Variationen:

- Zum Servieren Kokosflocken auf die Pfannkuchen streuen.
- Statt mit Beeren mit saftigen Schwarzkirschen oder Bananenscheiben servieren.

1 Eier, Mandeldrink, Olivenöl und Vanilleextrakt in einer Schüssel verquirlen, bis alles gut vermischt ist.

2 Mehle, Backpulver und Zimt in eine große Schüssel sieben. Salz und Stevia einrühren und in die Mitte eine Vertiefung drücken. Die Eiermischung hineingießen und alles zu einer glatten Masse verschlagen.

3 Eine große beschichtete Pfanne auf mittlerer bis hoher Stufe erhitzen und leicht mit Öl einpinseln. Wenn sie ganz heiß ist, ein paar Esslöffel Teig hineingeben und dazwischen viel Platz lassen. Wenn nach 1–2 Minuten Bläschen an der Oberfläche erscheinen, die Pfannkuchen wenden und 1–2 Minuten weiterbraten, bis sie durchgegart und gebräunt sind. Herausnehmen und warm halten, während Sie die restlichen Pfannkuchen ebenso backen.

4 Die Pfannkuchen heiß servieren, garniert mit einem großen Löffel Joghurt und den Beeren.

RÜHREI MIT KURKUMA

4 PORTIONEN | **ZUBEREITUNGSZEIT:** 5 Minuten | **GARZEIT:** 12–15 Minuten

Upgraden Sie das übliche Frühstücks-Rührei mit Kurkuma und Spinat – beide haben exzellente antientzündliche Eigenschaften.

8 große Bio-Eier

4 EL Kokosmilch

2 TL gemahlene Kurkuma oder 2 TL geriebene frische Kurkuma

Salz und frisch gemahlener schwarzer Pfeffer

1 TL Kokosöl

1 Knoblauchzehe, zerdrückt

200 g Babyspinatblätter

getoastetes glutenfreies Brot zum Servieren

Variationen:

- Mit dem Knoblauch eine in dünne Scheiben geschnittene Frühlingszwiebel anbraten.
- Für mehr Schärfe eine fein gehackte Bird's-Eye-Chili hinzugeben.
- Gehackten Koriander, glatte Petersilie oder Schnittlauch hinzugeben.

1 Die Eier in einer Schüssel mit Kokosmilch, Kurkuma, Salz und Pfeffer verquirlen, bis alles gut verrührt ist.

2 Das Kokosöl in einer beschichteten Pfanne auf mittlerer Stufe erhitzen. Ist es geschmolzen, den Knoblauch darin unter Rühren 1 Minute anbraten, ohne dass er anbräunt. Den Spinat zugeben und 2–3 Minuten garen, bis er zusammengefallen und leuchtend grün geworden ist.

3 Die Hitze reduzieren und die Eiermischung hinzugießen. Vorsichtig mit einem Holzlöffel rühren und die gestockten Ränder des Rühreis in die Mitte schieben, bis sich die Masse gesetzt hat und cremig geworden ist – das könnte 6–8 Minuten dauern. Nicht zu lange braten; die Eier sollten nicht braun werden.

4 Sofort auf glutenfreiem Toast servieren.

GRÜNE FRÜHSTÜCKSPUFFER

4 PORTIONEN | **ZUBEREITUNGSZEIT:** 25 Minuten | **GARZEIT:** 12–15 Minuten

Die leckeren Gemüsepuffer enthalten nicht nur viel grünes Gemüse – wichtiger Bestandteil Ihrer antientzündlichen Ernährung –, sondern sind zum Frühstück oder für einen Brunch auch superschnell und einfach zubereitet.

400 g Zucchini
200 g Brokkoliröschen, fein gehackt
1 große Handvoll Babyspinatblätter, gehackt
1 Bund frische glatte Petersilie, gehackt
3 große Bio-Eier
abgeriebene Schale von 1 Zitrone
4 EL Kichererbsenmehl
Salz und frisch gemahlener schwarzer Pfeffer
Olivenöl zum Braten

Tsatsiki:
400 g dicker milchfreier Joghurt
1 kleine Gurke, geschält und gewürfelt
2 Knoblauchzehen, zerdrückt
1 Handvoll frische Minze, fein gehackt
1 Handvoll frischer Dill, fein gehackt
Saft von ½ Zitrone
1 TL Weißweinessig
Salz und frisch gemahlener schwarzer Pfeffer

....

Tipp: Das Tsatsiki können Sie schon am Abend zuvor zubereiten und über Nacht in den Kühlschrank stellen.

....

Variationen:
• Den Spinat durch Weißkohl ersetzen.
• Bei den Kräutern variieren: Schnittlauch, Oregano oder Minze hinzugeben.

1 Für das Tsatsiki alle Zutaten in einer Schüssel verrühren, nach Geschmack salzen und pfeffern. Abgedeckt in den Kühlschrank stellen, während Sie die Puffer machen.

2 Die Zucchini grob in eine Schüssel reiben und mit den Händen gut ausdrücken. Brokkoli, Spinat und Petersilie hinzufügen.

3 Die Eier in eine saubere, trockene Schüssel aufschlagen, Gemüse, Kräuter und Zitronenschale zugeben. Mehl, Salz und Pfeffer nach Geschmack vorsichtig unterrühren.

4 Etwas Olivenöl in eine beschichtete Pfanne geben und auf mittlerer Stufe erhitzen. Wenn die Pfanne heiß ist, nacheinander 2–3 Servierlöffel des Gemüseteigs mit etwas Platz dazwischen hineingeben.

5 Die Puffer 2–3 Minuten braten, bis sie goldbraun und unten fest geworden sind, dann wenden. Aus der Pfanne nehmen, auf Küchenpapier abtropfen lassen und warmhalten, während Sie die restlichen Puffer ebenso braten.

6 Die Puffer heiß servieren, das gekühlte Tsatsiki dazu reichen.

WÜRZIG GERÖSTETE KICHERERBSEN

ERGIBT ca. 500 g | **ZUBEREITUNGSZEIT:** 10 Minuten | **GARZEIT:** 25–35 Minuten

Geröstete Kichererbsen sind ein köstlicher, gesunder und proteinreicher Snack. Damit es schneller geht, nehmen wir Dosenerbsen, anstatt getrocknete Erbsen einzuweichen und sie dann zu kochen. Die gerösteten Kichererbsen sind auch eine schöne, knackige Ergänzung zu Salaten und Reis-Bowls.

2 Dosen Kichererbsen à 400 g, abgetropft und abgespült
2 EL Olivenöl
½ TL feines Meersalz
1 TL Räucherpaprikapulver
½ TL gemahlener Kreuzkümmel
½ TL gemahlener Ingwer
je 1 Prise gemahlener Zimt und Cayennepfeffer

....

Tipp: Hier brauchen Sie kein teures Olivenöl extra vergine - „normales" Olivenöl reicht aus, weil der Geschmack von den Gewürzen kommt.

....

Variationen:

- Für mehr Würze etwas Chilipulver hinzugeben.
- Knoblauchpulver, getrockneten Oregano oder Thymian hinzugeben.

1 Den Backofen auf 200°C/ 180°C Umluft vorheizen.

2 Kichererbsen, Öl und Meersalz in eine Schüssel geben und vorsichtig vermengen. Paprika und restliche Gewürze hinzugeben und weiterrühren, bis die Kichererbsen gleichmäßig bedeckt sind.

3 Die Erbsen in einer Lage auf einem Backblech ausbreiten. Im vorgeheizten Ofen 25–35 Minuten rösten (nach 15 Minuten wenden), bis sie knusprig und goldbraun sind. Gegen Ende des Röstvorganges darauf achten, dass die Erbsen nicht anbrennen.

4 Die Erbsen aus dem Ofen nehmen und auf dem Backblech abkühlen lassen. In einem verschlossenen Behälter oder einem Plastikbeutel bei Zimmertemperatur aufbewahren. Sie halten sich dann 2–3 Tage.

LINSENSALAT MIT GERÖSTETEM KÜRBIS

4 PORTIONEN | **ZUBEREITUNGSZEIT:** 20 Minuten | **GARZEIT:** 30–35 Minuten

Linsen sind reich an pflanzlichem Eiweiß, Ballaststoffen, B-Vitaminen und Zink. Statt Puy-Linsen können Sie auch alle grünen oder braunen Linsensorten nehmen – die roten eher nicht, da sie beim Kochen matschig werden können.

450 g Butternusskürbis, geschält, entkernt und gewürfelt

2 rote Paprika, entkernt und gewürfelt

6 EL Olivenöl

200 g Puy-Linsen, abgespült

1 große rote Zwiebel, gehackt

2 große Möhren, gewürfelt

2 Stangen Sellerie, gewürfelt

2 Knoblauchzehen, zerdrückt

200 g Kirschtomaten, halbiert (optional)

100 g Babyspinatblätter

1 Bund frische glatte Petersilie, gehackt

Saft von 1 Zitrone

Balsamicoessig zum Beträufeln

Salz und frisch gemahlener schwarzer Pfeffer

Tipp: Wer es eilig hat, kann auch vorgekochte Linsen aus der Dose nehmen oder die Sorten, die man in der Mikrowelle erhitzt.

Variationen:

- Als Salat-Topping eignen sich auch gerösteter Hokkaido-Kürbis, rote Zwiebeln, Möhren, Zucchini oder Fenchel.
- Als Kräuter Koriander, Dill oder Minze probieren.
- Mit dünnen Räucherlachsscheiben servieren.

1 Den Backofen auf 200 °C vorheizen.

2 Kürbis und Paprika in eine große Auflaufform geben. Mit 3 Esslöffeln Olivenöl beträufeln und würzen. 30–35 Minuten unter gelegentlichem Wenden goldbraun backen.

3 Unterdessen die Linsen in einem Topf mit kaltem Wasser bedecken. Zum Kochen bringen, dann auf niedriger Stufe 15–20 Minuten köcheln lassen, bis sie gar sind, aber noch etwas Biss haben. Gut abtropfen lassen.

4 Während die Linsen köcheln, das restliche Olivenöl in einer großen Pfanne erhitzen. Zwiebel, Möhren, Sellerie und Knoblauch darin auf niedriger bis mittlerer Stufe unter Rühren 8–10 Minuten weich dünsten.

5 Die Linsen in die Zwiebelmischung rühren, ggf. die Tomaten sowie den Spinat und fast die ganze Petersilie zugeben. Heiß werden lassen, dann Zitronensaft und Essig einrühren. Würzen und vom Herd nehmen.

6 Auf vier Schälchen verteilen, mit dem Röstgemüse belegen, mit Petersilie bestreuen und mit Balsamico beträufeln. Zimmerwarm servieren.

KRAUTSALAT „RAINBOW"

4–6 PORTIONEN | **ZUBEREITUNGSZEIT:** 20 Minuten

Ein großartiger Wintersalat mit super vielen leckeren antientzündlichen Zutaten. Schmeckt auch gut als Beilage zu gegrilltem Hühnchen oder Hamburgern, als Topping für Ofenkartoffeln oder als Füllung für Gemüse.

200 g frischer Rosenkohl, geputzt und in Streifen geschnitten

½ Rotkohl, Strunk entfernt, in Streifen geschnitten

2 Möhren, grob geraspelt

1 kleine rote Zwiebel, geraspelt

1 Bund frische, glatte Petersilie, gehackt

2 Orangen

Kerne von 1 Granatapfel

100 g Walnüsse, gehackt

Salz und frisch gemahlener schwarzer Pfeffer

Dressing:

4 EL Olivenöl extra vergine

1 EL Apfelessig

Saft von 1 kleinen Orange

1 cm frischer Ingwer, geschält und gerieben

1. Rosen- und Rotkohl, Möhren, Zwiebel und Petersilie in einer großen Schüssel vermengen.

2. Die Orangen schälen und von den weißen Häutchen befreien. Quer in runde Scheiben, dann in kleinere Stücke schneiden. Zusammen mit ihrem Saft zum Salat geben. Die Granatapfelkerne und die Walnüsse einrühren.

3. Alle Zutaten für das Dressing in einen Messbecher oder eine kleine Schüssel geben und so lange verquirlen, bis sie sich gut verbunden haben. Über den Salat gießen und vorsichtig vermengen. Mit Salz und Pfeffer würzen.

....

Tipp: Für noch mehr Biss und einen leichten Anisgeschmack eine dünn geschnittene Fenchelknolle zugeben.

....

Variationen:

- Statt Orangen Clementinen, Mandarinen, Satsumas oder Blutorangen nehmen.
- Sonnenblumen- oder Kürbiskerne oder geröstete schwarze Senfkörner hinzugeben.

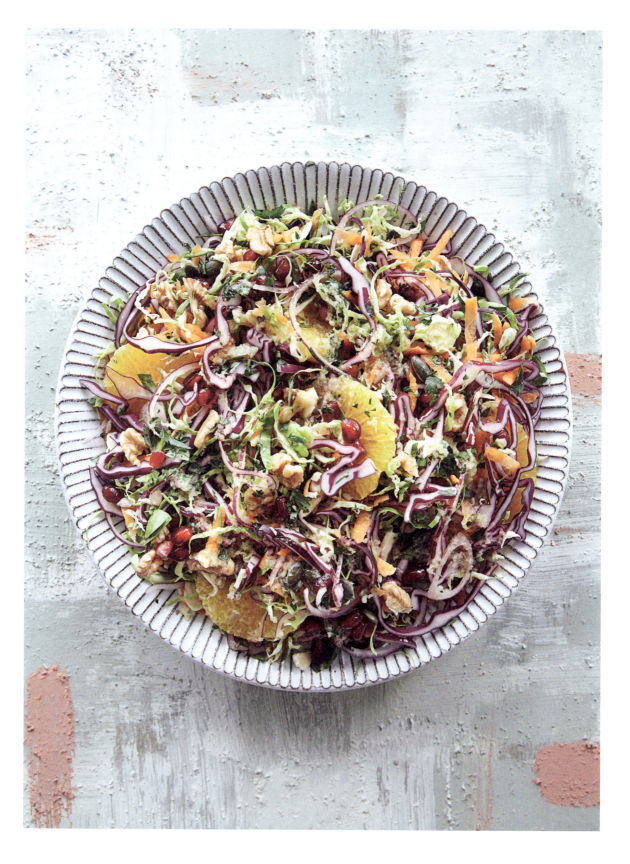

ITALIENISCHER BROKKOLISALAT

4 PORTIONEN | **ZUBEREITUNGSZEIT:** 20 Minuten | **GARZEIT:** 20 Minuten

Brokkoli ist ein vielseitiges Gemüse. Hier kommt er in den Ofen und wird dann zum Superstar eines Wintersalats, ist er doch eines der gesündesten Lebensmittel überhaupt – reich an Ballaststoffen, Vitamin C, E und K und Folsäure.

1 großer Kopf Brokkoli (Calabrese)

75 ml Olivenöl

Meersalz und frisch gemahlener schwarzer Pfeffer

250 g glutenfreies, altbackenes Brot, in 2 cm große Würfel geschnitten

100 g geröstete Haselnüsse (siehe S. 91)

2 Knoblauchzehen, zerdrückt

abgeriebene Schale und Saft von 1 kleinen Zitrone

1 EL Rotweinessig

1 rote Chili, entkernt und gewürfelt

350 g Cherrytomaten, halbiert oder geviertelt

1 reife Avocado, geschält, entsteint und gewürfelt

6 Anchovisfilets in Olivenöl, abgetropft und gehackt

1 kleines Bund Basilikum, zerzupft

Variationen:

- Statt Haselnüsse Walnüsse oder Mandeln nehmen.
- Statt normalem Brokkoli die Sorten Purple Sprouting oder Bimi ausprobieren.
- Mit verschiedenen Kräutern experimentieren: Schnittlauch, Minze, Petersilie …
- Etwas dünn geschnittene Frühlingszwiebel hinzugeben.

1 Den Backofen auf 200 °C/180 °C Umluft vorheizen.

2 Brokkoli in Röschen teilen, den Strunk würfeln. Beides in eine Auflaufform oder Pfanne geben, mit 2 Esslöffeln Öl beträufeln, salzen und pfeffern und in den Ofen schieben.

3 Nach 10 Minuten die Brotwürfel hinzugeben und im Öl wenden, evtl. etwas mehr Öl zugeben, damit sie ganz bedeckt sind. Weitere 10 Minuten backen, bis der Brokkoli gerade weich wird und zu bräunen beginnt und die Croûtons goldbraun und knusprig sind.

4 Haselnüsse, Knoblauch und eine große Prise Salz im Mörser zerstoßen. Restliches Olivenöl, Zitronenschale und -saft, Essig und Chili einrühren.

5 Den gerösteten Brokkoli mit Croûtons, Tomaten, Avocado, Anchovis und Basilikum in eine große Schüssel geben. Grob mit dem Nussdressing vermengen, dann nach Geschmack salzen und pfeffern. Sofort servieren, solange der Brokkoli noch warm ist.

QUINOA-TABOULÉ MIT RADICCHIO

4 PORTIONEN | **ZUBEREITUNGSZEIT:** 15 Minuten | **GARZEIT:** 20 Minuten

Eigentlich wird Taboulé traditionell aus Bulgur gemacht, aber wir verwenden stattdessen glutenfreies Quinoa und servieren das Ganze mit gegrilltem Radicchio. Am besten schmeckt es mit einer sehr guten, aromatischen Brühe.

200 g Quinoa (Trockengewicht)
480 ml Gemüsebrühe
1 Bund Frühlingszwiebeln, fein gehackt
225 g reife Mini-Romatomaten, gewürfelt
1 kleine Gurke, gewürfelt
1 Bund frische glatte Petersilie, fein gehackt
1 Handvoll frische Minze, fein gehackt
1-2 Knoblauchzehen, zerdrückt
Saft von 2 Zitronen
5 EL fruchtiges grünes Olivenöl, plus etwas
    mehr zum Einölen
60 g Haselnüsse
4 kleine Köpfe Radicchio, längs halbiert
    oder geviertelt
Salz und frisch gemahlener schwarzer Pfeffer
Kerne von ½ Granatapfel

....

Tipp: Die Quinoa ist gar, wenn die Keime aus den Samen hervorplatzen.

....

Variationen:

· Statt Radicchio roten oder weißen
  Chicorée nehmen.
· Anstelle von Haselnüssen geröstete
  Pinienkerne oder Samen nehmen.
· Rucola, Brunnenkresse oder weitere
  Kräuter hinzugeben.

1 Quinoa unter fließend kaltem Wasser abspülen, abtropfen lassen. Die Brühe in einem großen Topf zum Kochen bringen, die Quinoa hineingeben. Die Hitze reduzieren, den Deckel auflegen und die Quinoa 15 Minuten köcheln lassen.

2 Den Herd abstellen, die Quinoa 6–8 Minuten im Topf ausdampfen lassen, etwaige Flüssigkeit abgießen. Mit einer Gabel auflockern, in eine Schüssel geben.

3 Frühlingszwiebeln, Tomaten, Gurke, Kräuter, Knoblauch, Zitronensaft und Olivenöl hinzugeben. Nach Geschmack würzen, beiseitestellen.

4 Während die Quinoa kocht, die Haselnüsse bei mittlerer Hitze in einer Pfanne ohne Öl 1–2 Minuten unter Rühren goldbraun rösten – nicht anbrennen lassen. Zum Abkühlen beiseite stellen.

5 Kurz vor dem Servieren eine Grillpfanne einölen, darin den Radicchio bei mittlerer Hitze 1–2 Minuten weich dünsten, bis er anbräunt.

6 Das Taboulé auf 4 Teller verteilen, Radicchio, Nüsse und Granatapfelkerne obenauf geben.

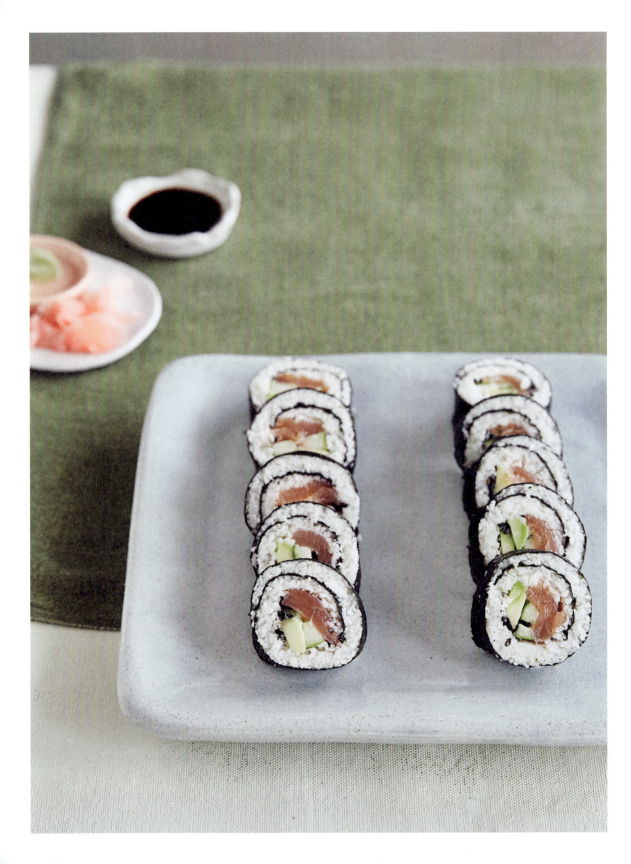

BLUMENKOHL-„REIS"-SUSHI

4 PORTIONEN | **ZUBEREITUNG:** 30 Minuten | **GARZEIT:** 3–4 Minuten | **KÜHLEN:** 30 Minuten

Das Ersetzen von Reis durch Blumenkohl macht aus diesem Sushi ein Low-Carb-Gericht, das den Blutzucker nicht hochschnellen lässt. Der Räucher-lachs enthält viel Omega-3-Fettsäure; die Avocado steuert Antioxidantien bei.

1 mittelgroßer Blumenkohl (ca. 550 g), Strunk und Blätter entfernt

2 EL Reisessig

1 TL Mirin

Meersalz

4 Nori-Algenblätter

115 g dünne Bio-oder Wild-Räucherlachs-Scheiben, in lange dünne Streifen geschnitten

1 TL Wasabipaste

¼ Gurke, geschält, entkernt und in lange dünne Streifen geschnitten

1 Avocado, geschält, entsteint und in lange dünne Streifen geschnitten

1 EL schwarze Sesamkörner

eingelegter Ingwer und glutenfreie Tamarisauce zum Servieren

Tipp: Wer keine Sushimatte hat, legt einfach Frischhaltefolie auf die Arbeitsfläche.

Variationen:

• Statt mit Tamari mit glutenfreier Chili-sauce servieren.

• Vegetarier*innen können statt Lachs z.B. blanchierten Spargel oder gekochte Süßkartoffel oder Kürbis nehmen.

1 Den Blumenkohl in Röschen teilen, in der Küchenmaschine zu Körnern in Reisgröße verarbeiten.

2 In eine Glasschüssel geben, mit Frischhaltefolie abdecken. 3–4 Minu-ten auf hoher Stufe in die Mikrowel-le stellen. Auf Küchenpapier geben, etwaige Flüssigkeit ausdrücken.

3 In eine Schüssel geben, Reisessig und Mirin einrühren. Salzen.

4 Die Nori-Blätter mit der glänzenden Seite nach unten auf die Sushimatte legen. Den „Reis" auf die Blätter aufteilen, mit dem Löffelrücken andrücken. Rundherum an den Kanten 1 cm Rand lassen.

5 Den Lachs obenauf legen, mit Wasabi betupfen. Gurke und Avocado auflegen, mit Sesam bestreuen. Mit der Sushimatte die untere Langseite jedes Nori-Blatts über die Füllung anheben und mit festem Druck nach oben aufrollen. Zum Verkleben leicht mit Wasser bestreichen.

6 Die Sushirollen mindestens 30 Minuten kühl stellen.

7 Die Rollen in 2,5 cm dicke Scheiben schneiden und servieren.

MEDITERRANE FISCHSUPPE

6 PORTIONEN | **ZUBEREITUNGSZEIT:** 20 Minuten | **GARZEIT:** 45–50 Minuten

Diese herzhafte Fischsuppe kennt man im gesamten Mittelmeerraum. Die Zutaten richten sich danach, was gerade Saison hat und zu haben ist. Omega-3-Fette – in Fisch reichlich vorhanden – wirken optimal gegen Entzündungen.

1kg gemischte Fische, z.B. Seeteufel, Kabeljau, Seehecht, Seebrasse, Meer-äsche, Rotbarbe, Weißling, Achovis, Sardine, am besten als Ganzes, ent-schuppt, gesäubert und ausgenommen

4 EL Olivenöl plus etwas mehr zum Beträufeln

1 große Zwiebel, gehackt

1 Fenchelknolle, dünn geschnitten

2 Möhren, in Stücke geschnitten

2 Selleriestangen, dünn geschnitten

3 Knoblauchzehen, zerdrückt

2 Zucchini, gestiftelt

500 g Kartoffeln, gepellt und gewürfelt

450 saftige Tomaten, grob gehackt

ein paar zerdrückte Chiliflocken (optional)

1,2 l hochwertiger Fischfond

1 Prise Safranfäden

3 Lorbeerblätter

2 Streifen Orangenschale

Saft von 1 Orange oder Zitrone

400 g Spinat, gewaschen, geputzt und zerzupft

Salz und frisch gemahlener schwarzer Pfeffer

1 Bund frische glatte Petersilie, gehackt

1 kleines Bund frischer Dill, gehackt

....

Variation:

• Garnelen, Muscheln oder Hummer hinzugeben.

1 Die Fische unter fließend kaltem Wasser waschen. Mit Küchen-papier trocken tupfen, die größeren Fische durch die Gräten hindurch in dicke Stücke schneiden.

2 Das Olivenöl in einem großen Topf erhitzen; Zwiebel, Fenchel, Möhren, Sellerie und Knoblauch darin auf mittlerer Stufe weich dünsten.

3 Zucchini, Kartoffeln, Tomaten und ggf. Chiliflocken zugeben. Umrüh-ren, dann Fischfond, Safran, Lor-beer und Orangenschale zugeben.

4 Aufkochen, dann das Ganze zugedeckt auf niedriger Stufe 15–20 Minuten köcheln lassen, bis das Gemüse weich ist. Den Fisch zugeben und weitere 10–15 Minu-ten köcheln lassen, bis er opak wird und sich langsam vom Knochen lösen lässt. Orangen- oder Zitro-nensaft und Spinat zugeben, 2–3 Minuten mitkochen, bis der Spinat zusammenfällt. Würzen.

5 Die Kräuter einrühren und die Suppe in flache Schälchen geben. Den Fisch gleichmäßig auf die Schälchen aufteilen. Mit etwas Olivenöl beträufeln und servieren.

MISOSUPPE MIT HÄHNCHEN UND PILZEN

4 PORTIONEN | **ZUBEREITUNGSZEIT:** 15 Minuten | **GARZEIT:** 25 Minuten

Hier machen Sie Ihre eigene Misobrühe – wenn Sie sie fertig kaufen, nehmen Sie die beste, die Sie finden können! Das beflügelt den Geschmack dieser gesunden, reinigenden Suppe. Viele der Zutaten wirken entzündungshemmend: Ingwer, grünes Blattgemüse, Pilze, Bio-Hähnchen und Misopaste.

3 EL Olivenöl

8 Frühlingszwiebeln, in Scheiben geschnitten

2 Knoblauchzehen, zerdrückt

1 EL fein gehackter frischer Ingwer

1 Selleriestange, in Scheiben geschnitten

1 rote Chili, entkernt und gehackt (optional)

300 g Bio-Hähnchenbrustfilets, in dünne Scheiben geschnitten

300 g braune Champignons, in Scheiben geschnitten

1 l heiße Hühner- oder Gemüsebrühe

4 EL weiße Misopaste

250 g Spinat, gewaschen, geputzt und zerzupft

1 Spritzer Limettensaft

1-2 EL Tamari oder glutenfreie Sojasauce

1 Das Öl in einem großen Topf auf mittlerer Stufe erhitzen. Frühlingszwiebeln, Knoblauch, Ingwer, Sellerie, Chili, Hähnchen und Pilze darin unter gelegentlichem Rühren 6–8 Minuten dünsten, bis das Gemüse weich und das Hähnchen goldbraun ist.

2 Die heiße Brühe zugeben und alles zum Kochen bringen. Die Hitze reduzieren, die Misopaste zugeben und rühren, bis sie aufgelöst ist.

3 10 Minuten sanft köcheln lassen, dann den Spinat zugeben und 5 Minuten weiterköcheln, bis das Hähnchen gar ist. Nach Geschmack Limettensaft und Tamari einrühren.

4 Die Suppe in vier flache Schälchen geben und sehr heiß servieren.

....

Tipp: Für eine süßsaure Version zum Schluss 1 Teelöffel Reisessig zugeben..

....

Variationen:

- Statt Champignons Shiitake-Pilze nehmen.
- Den Spinat durch Grünkohl oder Wirsing ersetzen.
- Eine Handvoll Bohnensprossen und gehackten frischen Koriander hinzugeben.

MÖHREN-SÜSSKARTOFFELSUPPE

4 PORTIONEN | **ZUBEREITUNGSZEIT:** 20 Minuten | **GARZEIT:** 30–35 Minuten

Diese orange leuchtende Suppe nährt und wärmt uns an einem kalten Tag; Chiliöl verleiht ihr noch etwas mehr Schärfe und Farbe. Ein tolles Rezept, um auf leckere Weise mehr entzündungshemmende Gewürze zu essen!

3 EL Olivenöl

1 Zwiebel, gehackt

2 Knoblauchzehen, zerdrückt

2,5 cm frischer Ingwer, geschält und gehackt

4 große Möhren, gehackt

3 Selleriestangen, gewürfelt

500 g Süßkartoffeln, geschält und gewürfelt

600 ml heiße, hochwertige Gemüsebrühe

200 ml Kokosmilch

2 TL gemahlene Kurkuma

1 TL gemahlener Kreuzkümmel

frisch geriebene Muskatnuss

Salz und frisch gemahlener schwarzer Pfeffer

1 Handvoll Petersilie, fein gehackt

Chiliöl:

2 EL Olivenöl extra vergine

1 große Prise getrocknete Chiliflocken

....

Variationen:

- Statt Süßkartoffeln Kürbis nehmen.
- Zusammen mit den anderen Gewürzen noch Parika (edelsüß oder geräuchert) hinzugeben.
- Zum Servieren dünn geschnittene gebratene Pilze auf die Suppe geben.

1 Für das Chiliöl Öl und Chiliflocken in einer kleinen Schüssel gut verrühren. Während der Suppenzubereitung beiseitestellen – das Chili zieht in das Öl ein und macht es rot und scharf!

2 Das Öl in einem großen Topf auf mittlerer Stufe erhitzen, darin Zwiebel, Knoblauch, Ingwer, Möhren, Sellerie und Süßkartoffeln 10–15 Minuten unter gelegentlichem Rühren weich dünsten (nicht bräunen).

3 Die heiße Brühe angießen, zum Kochen bringen. Die Hitze sofort reduzieren und das Ganze 15 Minuten köcheln lassen, bis das ganze Gemüse gar ist.

4 Das Gemüse mit dem Stabmixer zu einer dicken, samtig-glatten Suppe pürieren.

5 Kokosmilch und Gewürze einrühren und noch einmal erwärmen. Ist die Suppe zu dick, etwas mehr Kokosmilch zugeben. Nach Geschmack salzen und pfeffern, die Petersilie einrühren.

6 Die Suppe in vier flache Schälchen geben und mit dem Chiliöl beträufeln. Sehr heiß servieren.

SCHAWARMA-HÄHNCHEN-WRAPS

4 PORTIONEN | **ZUBEREITUNG:** 15 Minuten | **MARINIEREN:** 30 Minuten | **GARZEIT:** 20–25 Minuten

Glutenfreie Wraps und Tortillas findet man in Supermärkten, Bio- und Delikatessenläden. Nehmen Sie Bio-Hähnchen aus Freilandhaltung, denn es schmeckt besser und ist gesünder als Hähnchen aus Massentierhaltung.

500 g Bio-Hähnchenbrustfilets

400 g Kichererbsen aus der Dose, abgespült und abgetropft

2 Knoblauchzehen, zerdrückt

3 EL Olivenöl

1 Spritzer Zitronensaft

1 TL Kreuzkümmelsamen, zerdrückt

1 große Aubergine, gewürfelt

4 große glutenfreie Wraps

1 Handvoll Wildrucola

115 g milchfreier Joghurt

Harissa zum Servieren

Marinade:

1 TL Sumach

½ TL Ras-el-Hanout

½ TL gemahlene Kurkuma

½ TL gemahlener Kreuzkümmel

½ TL Paprikapulver edelsüß

1 Prise gemahlener Zimt

Saft von ½ Zitrone

2 EL Olivenöl

2 Knoblauchzehen, zerdrückt

1 Handvoll frische Minze, gehackt

Salz und frisch gemahlener schwarzer Pfeffer

....

Tipp: Das Hähnchen schon am Vortag in die Marinade legen.

1 Für die Marinade die Gewürze in einer Pfanne ohne Öl 1–2 Minuten anbraten, bis sie duften, aber keine Farbe annehmen. In eine große Schüssel geben; Zitronensaft, Olivenöl, Knoblauch und Kräuter einrühren, salzen und pfeffern. Das Hähnchen darin wenden, bis es gut bedeckt ist. 30 Minuten bei Zimmertemperatur marinieren.

2 Unterdessen die Kichererbsen mit dem Knoblauch, 1 Esslöffel Öl, dem Zitronensaft und dem Kreuzkümmel grob zermusen, abschmecken.

3 Das restliche Öl in einer Grillpfanne auf mittlerer Stufe erhitzen. Die Aubergine darin unter gelegentlichem Wenden 4–5 Minuten weich und goldbraun dünsten. Auf Küchenpapier abtropfen lassen, warm halten.

4 Das Hähnchen in der heißen Pfanne 10–15 Minuten durchbraten. In dünne Scheiben schneiden.

5 Die Wraps in der Pfanne erwärmen. Mit Kichererbsen und Rucola belegen, Aubergine und Hähnchen obenauf geben. Joghurt und etwas Harissa dazugeben, dann aufrollen oder falten. Sofort servieren.

HÄHNCHEN-MANDELBUTTER-PÄCKCHEN

4 PORTIONEN | **ZUBEREITUNGSZEIT:** 15 Minuten

Diese köstlichen Päckchen sind in Minutenschnelle zubereitet. Die knackigen Blätter des Eisbergsalats eignen sich dafür am besten, denn sie sind groß genug für die Füllung, welken und zerreißen nicht so schnell wie viele andere Salatsorten. Misopaste wird aus fermentierten Sojabohnen gemacht und ist reich an entzündungshemmenden Verbindungen.

85 g Mandelbutter

2 EL Misopaste

1 Knoblauchzehe, zerdrückt

2-3 EL Wasser

225 g gegarte Hähnchenbrustfilets, gewürfelt

1 Handvoll Koriander, fein gehackt

4 große frische Blätter Eisbergsalat

2 große Möhren, gestiftelt

Salz und frisch gemahlener schwarzer Pfeffer

Balsamicoessig oder Granatapfelsirup zum Beträufeln

....

Tipp: Die Päckchen eignen sich vorzüglich zum Aufbrauchen von übrig gebliebenem, bereits gebratenem Hähnchen.

....

Variationen:

· Gewürfelte Avocado, Frühlingszwiebeln oder Mini-Romatomaten hinzugeben.

· Für mehr Biss Mandelblättchen oder gehackte, geröstete Mandeln hinzugeben.

1 Mandelbutter, Miso, Knoblauch und Wasser in einer großen Schüssel gut vermengen (wenn es zu dickflüssig wird, noch etwas Wasser oder Zitronen-/Limettensaft zugeben). Das Hähnchen und fast den ganzen Koriander zugeben und alles vermengen, bis das Hähnchen ganz bedeckt ist.

2 Die Salatblätter auf die saubere Arbeitsfläche legen und die Füllung darauf verteilen. Die Möhren darauf legen, salzen und pfeffern.

3 Die Seiten der Salatblätter über die Füllung in die Mitte falten, dann auch die Enden falten, sodass 4 kompakte Päckchen entstehen. Diese mit der Nahtseite nach unten auf einen Teller legen. Mit Balsamicoessig oder Granatapfelsirup beträufeln und sofort servieren.

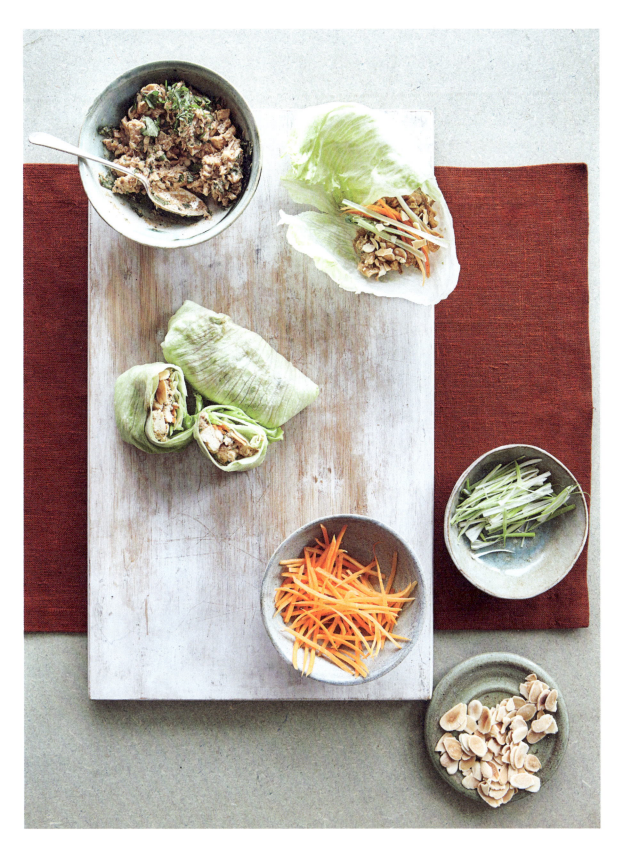

HÄHNCHEN-KOKOS-CURRY

4 PORTIONEN | **ZUBEREITUNGSZEIT:** 15 Minuten | **GARZEIT:** 35 Minuten

Dieses delikat gewürzte Curry, serviert mit nussigem Naturreis, enthält alle entzündungshemmenden Zutaten und Ballaststoffe, die Sie für einen gesunden Tag brauchen. Wer es schärfer mag, nimmt noch eine Chili dazu!

3 EL Olivenöl

450 g Bio-Hähnchenbrustfilets, gewürfelt

1 rote Zwiebel, in dünne Scheiben geschnitten

3 Knoblauchzehen, zerdrückt

1 scharfe rote Chili, gehackt

2,5 cm frischer Ingwer, geschält und gehackt

1 TL Kreuzkümmelsamen

2 TL gemahlene Kurkuma

1 TL gemahlener Koriander

1 TL Garam Masala

400 ml fettarme Kokosmilch

240 ml Hühnerbrühe

150 g grüne Bohnen, geputzt und halbiert

200 g Babyspinatblätter

100 g Kokosjoghurt

Salz und frisch gemahlener schwarzer Pfeffer

300 g Naturreis (Trockengewicht)

Zwiebel-Relish:

1 rote Zwiebel, gewürfelt

1 TL Garam Masala

1 kleines Bund frischer Koriander, gehackt

1 Handvoll frische Minze, gehackt

Saft von 1 Limette

1 Für das Relish alle Zutaten verrühren und beiseitestellen.

2 Das Öl in einer tiefen Pfanne auf mittlerer Stufe erhitzen. Hähnchen und Zwiebel darin unter Rühren 6–8 Minuten anbraten, bis die Zwiebel weich und das Hähnchen goldbraun ist. Knoblauch, Chili, Ingwer und Kreuzkümmel 2 Minuten mitbraten. Die gemahlenen Gewürze einrühren und weitere 2 Minuten braten.

3 Kokosmilch und Brühe angießen und zum Kochen bringen. Die Hitze reduzieren, den Deckel auflegen und das Curry 10 Minuten bei schwacher Hitze köcheln lassen. Die Bohnen zugeben und weitere 5 Minuten köcheln, bis sie gar sind. Den Spinat zugeben, 2 Minuten köcheln, bis er zusammenfällt. Nun sollte das Hähnchen gar und die Sauce cremig sein! Vom Herd nehmen und den Joghurt einrühren. Salzen und pfeffern.

4 Unterdessen den Reis nach Packungsanweisung zubereiten.

5 Den Reis auf vier flache Schälchen verteilen. Das Curry obenauf geben und sofort mit dem Relish servieren.

TARKA DAL AUS GELBEN ERBSEN

4 PORTIONEN | **ZUBEREITUNGSZEIT:** 15 Minuten | **GARZEIT:** 50 Minuten

Wenn man gerade ein tröstliches Essen braucht, ist ein Schälchen Dal genau das Richtige. Gelbe Erbsen haben viele Ballaststoffe und wirken – wie auch Ingwer, Kurkuma, Spinat, Kokos und Gewürze – stark entzündungshemmend.

1 EL Kokosöl

4 Knoblauchzehen, zerdrückt

1 EL geriebener frischer Ingwer

1 rote Chili, fein gehackt

2 TL schwarze Senfsamen

2 TL gemahlene Kurkuma

2 Zimtstangen

300 g gelbe Spalterbsen, abgespült und abgetropft

500 ml heiße Gemüsebrühe

1 Dose Kokosmilch (400 ml)

4 reife Tomaten, grob gehackt

200 g Babyspinatblätter

1 Handvoll frischer Koriander, gehackt

Saft von 1 Limette

Tarka-Topping:

2 EL Kokosöl

1 große Zwiebel, in dünne Scheiben geschnitten

1 TL Kreuzkümmelsamen

4 grüne Kardamomkapseln

4 Nelken

1 rote Chili, entkernt und gehackt

8 frische Curryblätter

Salz und frisch gemahlener schwarzer Pfeffer

Variationen:

• Statt der gelben Erbsen Linsen nehmen.

1 Das Öl in einer großen, schweren Pfanne erhitzen, darin Knoblauch, Ingwer und Chili 2 Minuten auf niedriger Stufe anbraten, ohne dass sie Farbe annehmen. Senfsamen, Kurkuma und Zimt einrühren. Wenn die Samen zu platzen anfangen, Erbsen, Brühe und Kokosmilch zugeben. Zum Kochen bringen, dann die Hitze reduzieren und alles 30 Minuten köcheln lassen.

2 Die Tomaten zugeben und 15 Minuten mitköcheln, bis das Dal dick und cremig ist. Ist es noch zu flüssig, etwas länger köcheln; ist es zu dick, mehr Brühe zugeben.

3 Unterdessen für das Tarka-Topping das Öl in einer Pfanne erhitzen und die Zwiebel 6–8 Minuten anbraten, bis sie beginnt, goldbraun zu karamellisieren. Kreuzkümmel, Kardamom, Nelken, Chili und Blätter zugeben und 2 Minuten weiterbraten. Salzen und pfeffern.

4 Spinat, Koriander und Limettensaft in das Dal rühren. Salzen und pfeffern, sobald der Spinat zusammengefallen ist. In vier flache Schälchen geben, mit dem Topping servieren.

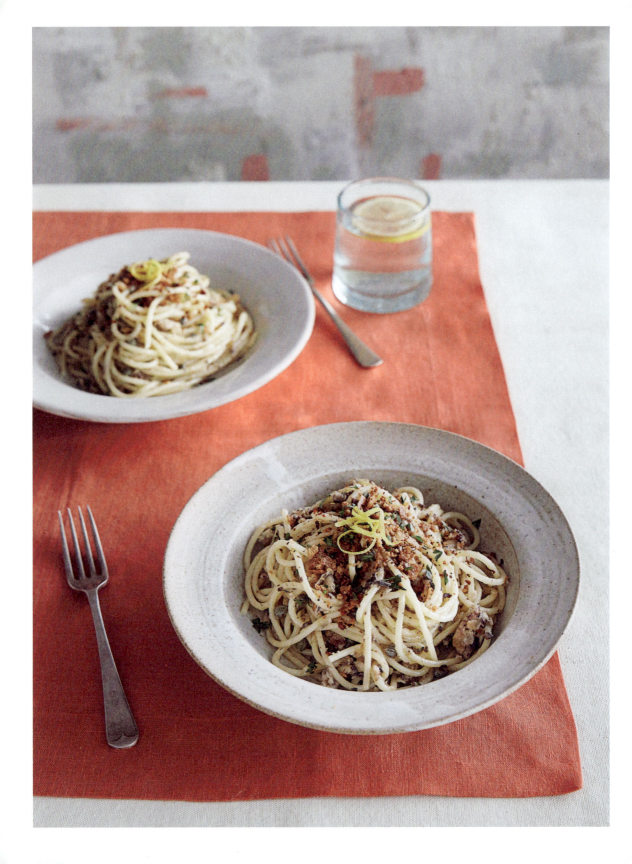

SPAGHETTI MIT SARDINEN UND KAPERN

4 PORTIONEN | **ZUBEREITUNGSZEIT:** 5 Minuten | **GARZEIT:** 15–20 Minuten

Ein schnelles Abendessen, denn hier werden nur Zutaten aus dem Vorratsschrank verwendet. Glutenfreie Pasta gibt es in vielen Varianten: aus Naturreis, aus Hirse, aus Quinoa, aus Buchweizen, aus Mungbohnen ...

75 g frische Semmelbrösel aus glutenfreiem Brot

9 EL Olivenöl extra vergine

1 Zwiebel, gewürfelt

2 Knoblauchzehe, zerdrückt

1 große saftige Zitrone

¼ TL rote Chiliflocken, zerdrückt

3 Dosen Sardinen in Olivenöl (à 125 g), abgetropft

5 EL Kapern, abgespült

400 g glutenfreie Spaghetti

1 Handvoll frische Petersilie, gehackt

Meersalz und frisch gemahlener schwarzer Pfeffer

....

Tipp: Nehmen Sie die besten Dosensardinen, die Sie finden können. Wenn Sie möchten, können Sie auch ein bisschen von dem abgetropften, fischigen Olivenöl in die Pastasauce geben.

....

Variationen:

· Die Petersilie durch Dill ersetzen.

· Vor dem Servieren mit etwas abgeriebener Zitronenschale bestreuen.

· Gegarte, gewürfelte Zucchini oder grüne Bohnen hinzugeben.

1 Die Semmelbrösel in einer Pfanne in 3 Esslöffeln Öl auf mittlerer Stufe unter Rühren 4–5 Minuten goldbraun braten, herausnehmen und beiseitestellen.

2 Das restliche Öl in eine Pfanne geben, darin Zwiebel und Knoblauch auf niedriger Stufe 6–8 Minuten weich dünsten, bis sie bräunen. Einen langen Streifen Zitronenschale, Chili, Sardinen und Kapern in die Pfanne geben. 5 Minuten erwärmen, dabei die Sardinen in kleinere Stücke teilen. Die Zitronenschale entfernen.

3 Unterdessen die Spaghetti nach Packungsanweisung kochen.

4 Die Spaghetti abgießen, dabei 240 Milliliter Kochwasser auffangen. Die Pasta zusammen mit dem Saft der Zitrone und der Petersilie zu der öligen Sardinenmischung geben. Nach und nach das Kochwasser zugeben, bis eine cremige Sauce entsteht. Gut vermengen und abschmecken.

5 Auf vier Teller verteilen, mit den Semmelbröseln bestreuen und sofort servieren.

LINGUINE MIT LACHS, ZUCCHINI UND SPARGEL

4 PORTIONEN | **ZUBEREITUNGSZEIT:** 10 Minuten | **GARZEIT:** 10 Minuten

Diese schnelle Pasta ist nicht nur köstlich, sondern auch gluten-und milchfrei. Kaufen Sie, wenn möglich, immer Wild- statt Zuchtlachs – er enthält weniger gesättigte Fettsäuren und hat ein besseres Omega-3/Omega-6-Verhältnis.

400 g glutenfreie Linguine (Trockengewicht)

300 g dünne Spargelstangen, geschält und halbiert

300 g Wildlachsfilet, enthäutet, gewürfelt

Fischfond (siehe unten)

abgeriebene Schale und Saft von 1 kleinen Zitrone

Salz und frisch gemahlener schwarzer Pfeffer

100 g milchfreier Joghurt

2 große Zucchini, mit dem Sparschäler in Streifen gehobelt

1 kleines Bund frischer Dill, gehackt

....

Tipp: Wer keinen Fischfond hat, pochiert den Lachs in Wasser oder einer Mischung aus Wasser und Weißwein.

....

Variationen:

- Die frischen Lachsfilets durch Räucherlachs ersetzen.
- Geputzte und halbierte grüne Bohnen oder Erbsen hinzugeben.
- Statt Dill Schnittlauch nehmen.
- Eine gehackte rote Chili oder zerdrückte Chiliflocken hinzugeben.

1 Die Linguine nach Packungsanweisung kochen. 2 Minuten vor Ende der Kochzeit den Spargel hinzugeben. Gut abtropfen lassen und alles in den warmen Topf zurückgeben.

2 Unterdessen den Lachs in einem Topf mit Fischfond bedecken und auf niedriger bis mittlerer Stufe 5 Minuten köcheln lassen, bis er weich und durchgegart ist. Mit einem Schaumlöffel herausnehmen, auf Küchenpapier abtropfen lassen. Den Fischfond abgießen (ein wenig zurückbehalten); den Lachs mit Zitronenschale und -saft wieder in den Topf geben. Salzen, pfeffern und vorsichtig den Joghurt einrühren.

3 Die cremige Lachsmischung mit den Zucchinstreifen und dem Dill zu den Nudeln geben. Vorsichtig vermengen.

4 Auf vier flache Schälchen verteilen und sofort servieren.

GRILLMAKRELE MIT ZITRONENKRUSTE

4 PORTIONEN | **ZUBEREITUNGSZEIT:** 20 Minuten | **GARZEIT:** 5–6 Minuten

Die cremige Avocado in der Guacamole passt gut zur knusprigen Semmelbröselkruste auf dem Fisch. Außer anderen Zutaten enthalten auch die Chilis starke antientzündliche Verbindungen, die Capsaicinoide.

85 g frische, glutenfreie Semmelbrösel
einige Zweige glatte Petersilie, gehackt
einige Thymianblättchen
abgeriebene Schale und Saft von 1 Zitrone
2 EL Olivenöl
Salz und frisch gemahlener schwarzer Pfeffer
8 Makrelenfilets
gemischter grüner Salat, z.B. Rucola,
    Brunnenkresse und Babyspinat
glutenfreie Fladenbrote zum Servieren

Guacamole:

½ rote Zwiebel, gewürfelt
1-2 frische grüne Chilis, gewürfelt
1 Knoblauchzehe, zerdrückt
½ TL Meersalz
Saft von 1 Limette
2 reife Avocados, halbiert, entsteint,
    geschält und grob zermust
1 kleines Bund frischer Koriander, gehackt
1 reife Tomate, entkernt und gewürfelt
frisch gemahlener schwarzer Pfeffer

....

Tipp: Die Guacamole kann im Voraus zubereitet und bis zum Verzehr kühl gestellt werden.

....

Variationen:

• Probieren Sie statt Makrele Rotbarbe,
    Lachs oder Weißling.

1 Für die Guacamole Zwiebel, Chili, Knoblauch und Salz im Mörser zerstampfen.

2 Limettensaft und Avocadomus in einer Schüssel verrühren; Koriander, Tomate und die Zwiebelmischung einrühren. Pfeffern und beiseitestellen.

3 Den Ofengrill auf hoher Stufe vorheizen. In einer Schüssel die Semmelbrösel mit Kräutern, Zitronenschale und -saft und dem Öl vermengen. Salzen und pfeffern.

4 Die Makrelenfilets mit der fleischigen Seite nach oben auf ein leicht geöltes Backblech legen, die Semmelbröselmischung obenauf geben.

5 Unter dem vorgeheizten Grill 5–6 Minuten grillen, bis die Makrele gar ist und die Semmelbrösel goldbraun und knusprig sind. Sofort servieren; die Guacamole, den gemischten Salat und das gewärmte Fladenbrot dazu reichen.

BLUMENKOHLPIZZA

4 PORTIONEN | **ZUBEREITUNGSZEIT:** 20 Minuten | **GARZEIT:** 35 Minuten

Diese leckere Pizza hat wenig Kohlenhydrate und ist glutenfrei, weil der Boden aus Blumenkohl besteht. Das ist gar nicht so schwer zu machen, wie es aussieht. Wer möchte, kann aus dem „Teig" auch zwei kleine Pizzen machen.

1 großer Blumenkohl (ca. 675 g)
115 g Ziegenfrischkäse
1 Knoblauchzehe, zerdrückt
1 Prise getrocknetes Oregano
1 großes Bio-Ei, verquirlt
Salz und frisch gemahlener schwarzer Pfeffer
grünes Pesto zum Beträufeln
frische Basilikumblätter

Belag:
1 TL Olivenöl
400 g gehackte Tomaten aus der Dose
1 EL Tomatenmark
1 TL Zucker
einige Zweige Basilikum, gehackt
1 Spritzer Balsamicoessig
100 g Ziegenkäse
16 schwarze Oliven, entsteint

....

Tipp: Wer Veganer ist oder Milchprodukte nicht verträgt, kann statt Ziegen- auch Cashewkäse nehmen.

....

Variationen:
- Die fertige Pizza schmeckt auch mit Rucola und einem Spritzer Balsamicoessig.
- Zwiebeln und Pinienkerne in Olivenöl anbraten und vor dem Belegen auf der Tomatensauce verteilen.

1 Den Backofen auf 200° C (180 °C Umluft) vorheizen. Ein großes Backblech mit Backpapier belegen.

2 Strunk und Blätter des Blumenkohls wegwerfen, den Kopf in Röschen teilen. Diese in der Küchenmaschine zu Körnchen verarbeiten. In eine Glasschüssel geben, mit Frischhaltefolie abdecken und auf hoher Stufe 3–4 Minuten in die Mikrowelle geben. Auf Küchenpapier ausdrücken, bis die Körnchen trocken sind.

3 Den Blumenkohl in einer großen Schüssel mit Ziegenkäse, Knoblauch, Oregano, Ei, Salz und Pfeffer vermengen. Ist er zu trocken, mit etwas Wasser oder Olivenöl befeuchten.

4 Die Mischung auf das Backblech geben, mit den Händen flach und breit drücken, bis Sie einen großen, 1,5 cm dicken Kreis haben. Diesen im vorgeheizten Ofen 25–30 Minuten backen, bis er knusprig und goldbraun ist.

5 Unterdessen für den Belag das Öl auf mittlerer bis hoher Stufe in einer Pfanne erhitzen. Tomaten,

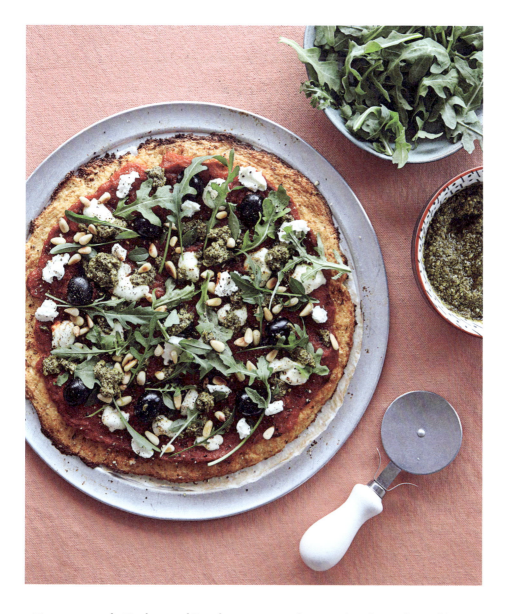

Tomatenmark, Zucker und Basilikum darin 6–8 Minuten dünsten, bis die Mischung dick und etwas eingekocht ist. Balsamicoessig zugeben, salzen und pfeffern.

6 Die Tomatensauce auf der gebackenen Pizza bestreichen, Ziegenkäse und Oliven darauf verteilen. Noch einmal in den Ofen geben und 5–8 Minuten backen.

7 Mit Pesto beträufeln, mit den Basilikumblättern belegen, in Stücke schneiden und sofort servieren.

HÄHNCHEN-BROKKOLI-PFANNE

4 PORTIONEN | **ZUBEREITUNGSZEIT:** 10 Minuten | **GARZEIT:** 15–20 Minuten

Brokkoli ist ein wahres Superfood – reich an Ballaststoffen, pflanzlichem Eiweiß und vielen Nährstoffen. Diese schnelle, frische Pfanne eignet sich prima als Alltags-Abendessen und macht gesunde Ernährung ganz einfach.

300 g Naturreis (Trockengewicht)

1 EL Lein-, Walnuss oder Avocadoöl

500 g Bio-Hähnchenbrustfilet, in dünne Streifen geschnitten

3 Knoblauchzehen, in Scheibchen geschnitten

2,5 cm frischer Ingwer, geschält und gerieben

1 Stängel Zitronengras, geschält und in dünne Scheiben geschnitten

1 rote Chili, gehackt

4 Frühlingszwiebeln, in dünne Scheiben geschnitten

300 g Bimi- oder Purple-Sprouting-Brokkoli, geputzt

abgeriebene Schale und Saft von 1 Limette

2 EL Tamari oder glutenfreie Sojasauce

1 TL geröstete Sesamkörner

4 EL geröstete Mandelblättchen

1 Den Reis nach Packungsanweisung kochen.

2 Unterdessen das Öl in einem Wok oder einer großen Pfanne auf mittlere bis hohe Stufe erhitzen. Das Hähnchen darin 5 Minuten unter Rühren kräftig anbraten, bis es rundum goldbraun ist.

3 Knoblauch, Ingwer, Zitronengras, Chili und Frühlingszwiebeln zugeben und 2 Minuten unter Rühren mitbraten. Brokkoli zugeben und 2–3 Minuten mitdünsten – er sollte noch Biss haben. Limettenschale und -saft und Tamari einrühren.

4 Mit den Sesamkörnern und Mandelblättchen bestreuen und sofort servieren. Den Reis dazu reichen.

Variationen:

- Calabrese-Brokkoli verwenden (in kleine Röschen geteilt).
- Geeignete Zutaten sind auch Grünkohl oder Wirsing.
- Statt einer Limette kann man auch eine Zitrone nehmen.

GLUTENFREIES ZUCCHINI-GEWÜRZBROT

10–12 PORTIONEN | **ZUBEREITUNGSZEIT:** 20 Minuten | **GARZEIT:** 1–1¼ Stunde

Das leckere, grün gesprenkelte Gewürzbrot wird mit Öl statt Butter gebacken, sodass es nicht nur kein Gluten und keinen Zucker, sondern auch keine Milchprodukte enthält. Je nach Mehlsorte brauchen Sie das Xanthan nicht, weil es in Ihrem Mehl schon enthalten sein könnte (siehe Packung).

3 mittelgroße Bio-Eier

2 EL Steviapulver

125 ml Walnussöl, plus etwas mehr zum Bestreichen

300 g glutenfreies Mehl

½ TL Xanthan (siehe oben)

2 TL glutenfreies Backpulver

½ TL Natron

2 TL gemahlener Ingwer

1 TL gemahlener Zimt

½ TL gemahlene Muskatnuss

½ TL Salz

3 große Zucchini, gerieben

100 g gehackte Walnüsse

3 EL Mohn

Tipp: Unsere 2 Esslöffel Steviapulver ersetzen 175 g Zucker. Wenn Sie andere Zuckerersatzstoffe nehmen, sollten Sie auf eine Vergleichstabelle schauen, da die Mengen stark variieren können.

Variationen:

- Ein paar Tropfen Vanilleextrakt oder etwas ausgekratztes Vanillemark hinzugeben.
- Gemahlenen Piment oder fein geriebenen frischen Ingwer hinzugeben.

1 Den Backofen auf 180 °C (160 °C Umluft) vorheizen. Eine Kastenform mit 450 g Fassungsvermögen ölen und mit Backpapier auslegen.

2 Eier, Stevia und Öl mit dem Mixer oder der Küchenmaschine gut verquirlen. Mehl, Xanthan (falls verwendet), Backpulver, Natron, Gewürze und Salz einrühren. Zucchini, Walnüsse und Mohn vorsichtig von Hand unterheben.

3 Den Teig in die Form geben und glattstreichen. 1–1¼ Stunde im Ofen backen, bis das Brot gut aufgegangen und goldbraun ist und an einem in die Mitte gesteckten Holzspieß kein Teig mehr klebt.

4 Das Brot 30 Minuten in der Form abkühlen lassen, dann auf ein Kuchengitter stürzen und kalt werden lassen. In Scheiben schneiden und servieren.

5 Das Brot in Alufolie wickeln und in einem luftdichten Behälter an einem kühlen Ort bis zu 3 Tage aufbewahren – im Kühlschrank hält es sich noch etwas länger.

AVOCADO-SCHOKOMOUSSE

4 PORTIONEN | **ZUBEREITUNGSZEIT:** 10 Minuten | **GARZEIT:** 4–5 Minuten

So können Sie heimlich ein Gemüse ins Dessert schmuggeln … Die Avocado verleiht der Mousse eine tolle Samtigkeit. Mit vielen gesunden Fetten, Mineralstoffen, Polyphenolen, Antioxidantien (gegen Entzündungen!) und den Vitaminen A, B3, B5, B6, B12, C, E und K gehören Avocados zu den nahrhaftesten Dingen, die Sie essen können.

2 große reife Avocados

3 EL Kakaopulver

1 Spritzer Limettensaft

½ TL Vanilleextrakt

75 g Cream of Coconut

100 g Zartbitterschokolade (70% Kakao), in Stücke gebrochen

5-10 Tropfen flüssiges Stevia oder 60 g Süßungsmittel

Schokoraspel und frische Himbeeren zum Servieren

....

Variationen:

• Mit Kokosflocken bestreuen.

• Mit Blaubeeren und Erdbeeren garnieren.

• Die Mousse statt mit Vanilleextrakt mit Orangenschale und -saft aromatisieren.

1 Die Avocados halbieren, entsteinen und schälen. Das Fruchtfleisch mit Kakaopulver, Limettensaft, Vanilleextrakt und Cream of Coconut in einen Standmixer oder eine Küchenmaschine geben. Kurz zu einem glatten Püree verarbeiten.

2 Die Schokolade in einem Topf über leicht köchelndem Wasser schmelzen. Vom Herd nehmen und 1 Esslöffel heißes Wasser in die Schokolade rühren. Leicht abkühlen lassen.

3 Die geschmolzene Schokolade in die Avocadomischung gießen und gut durchmixen, bis eine glatte Creme entsteht. Nach Geschmack mit Stevia süßen und noch einmal mixen.

4 Die Mousse in vier Serviergläser oder Glasschälchen geben und mit der Raspelschokolade bestreuen. Gleich verzehren oder vor dem Servieren kalt stellen. Mit frischen Himbeeren garnieren.

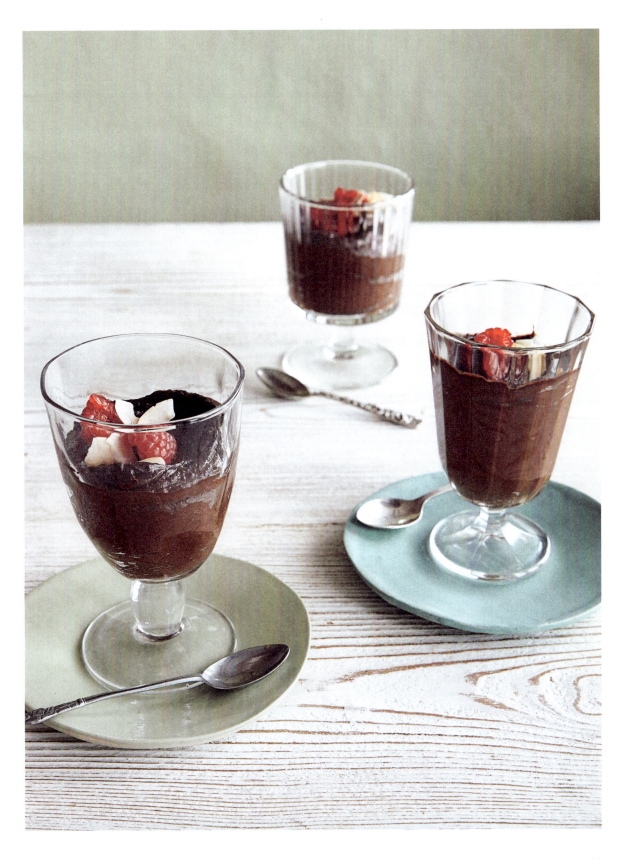

CHIA-VANILLE-SOMMERPUDDING

4 PORTIONEN | **ZUBEREITUNGSZEIT:** 10–15 Minuten | **KÜHLEN:** über Nacht

Diesen leckeren Chia-Pudding können Sie wie unten beschrieben in einer Schüssel oder in vier einzelnen Schraubgläsern vorbereiten. Die Chiasamen lassen den Pudding über Nacht zu einer Tapioka-artigen Konsistenz andicken. Die Samen enthalten viel Eiweiß und Ballaststoffe und sind eine pflanzliche Quelle für Omega-3-Fettsäuren in Form von Alpha-Linolensäure.

600 ml ungesüßter Mandeldrink oder
   Kokosmilch

1 Vanilleschote

½ TL Vanilleextrakt

flüssiges Stevia nach Geschmack

8 EL Chiasamen

abgeriebene Schale von 1 Orange

4 EL Kokosjoghurt

300 g gemischte Beeren, z.B. Erdbeeren,
   Himbeeren, rote Johannisbeeren,
   Blaubeeren

2 EL geröstete Kokosraspel

2 EL gehackte Mandeln

1 Mandeldrink oder Kokosmilch in eine große Schüssel geben. Die Vanilleschote aufschlitzen und das Mark in die Schüssel kratzen. Vanilleextrakt, Stevia, Chiasamen und Orangenschale hinzugeben, alles gut verquirlen, bis die Chiasamen überall gut verteilt sind.

2 Die Schüssel mit einem Deckel oder Frischhaltefolie verschließen und über Nacht in den Kühlschrank stellen.

3 Am nächsten Tag die dicker gewordene Mischung auf vier Schälchen aufteilen. Obenauf jeweils einen Löffel Joghurt und etwas Beerenmischung geben, mit Kokosraspeln und Mandeln bestreuen und servieren.

Variationen:

- Kann auch mit anderen Sommerfrüchten wie entsteinten Kirschen und Pfirsichscheiben belegt werden.
- Mit gerösteten Hanf-, Sonnenblumen- oder Kürbiskernen bestreuen.
- Vor dem Verquirlen und Kühlstellen eine zermuste Banane zur Chiamischung geben.

BLAUBEER-HAFER-RIEGEL

ERGIBT 9 Riegel | **ZUBEREITUNGSZEIT:** 15 Minuten | **GARZEIT:** 30 Minuten

Die gesunden, fruchtigen Riegel schmecken mit einem Klacks milchfreiem Joghurt, als Snack oder zum Kaffee. Sie sind reich an Ballaststoffen und frei von Gluten und raffiniertem Zucker.

225 g kernige Haferflocken
2 EL Chiasamen
1 TL Backpulver
2 große reife Bananen, zermust
1 großes Bio-Ei, verquirlt
1 TL Vanilleextrakt
1 TL flüssiges Stevia
200 g Blaubeeren

....

Variationen:

- Statt Blaubeeren Brombeeren nehmen.
- Statt mit Vanille mit 1 Teelöffel gemahlenem Zimt aromatisieren.
- Statt Chiasamen Leinsamen oder Sonnenblumenkerne nehmen.
- Gehackte Mandeln oder Walnüsse zu den Haferflocken geben.

1 Den Backofen auf 180° C (160° C Umluft) vorheizen. Eine 20 x 20 cm große Backform mit Backpapier auslegen.

2 50 Gramm der Haferflocken im Standmixer oder in der Küchenmaschine fein mahlen. In eine Schüssel geben und die restlichen Haferflocken, die Chiasamen und das Backpulver einrühren. Bananenmus, Ei, Vanilleextrakt und Stevia hinzugeben und alles gut verrühren. Ist die Mischung zu trocken, mit etwas Mandeldrink verdünnen; ist sie zu feucht, etwas mehr Haferflocken zugeben.

3 Die Hälfte der Mischung in die Backform geben und gut verstreichen, sodass der Boden gleichmäßig bedeckt ist. Die Blaubeeren obenauf verteilen, dann die restliche Haferflockenmischung darüber geben.

4 Im Ofen 30 Minuten backen, bis die Masse knusprig und goldbraun ist. Herausnehmen, in der Form abkühlen lassen, dann in Quadrate schneiden. Die halten sich in einem luftdichten Behälter im Kühlschrank bis zu 5 Tage.

QUELLEN

GRUNDLAGENWISSEN:

1 Fowler, S.P., Williams, K., Resendez, R.G., „Fueling the obesity epidemic? Artificially sweetened beverage use and long-term weight gain". *Obesity* (2008). 16:8:1894–900.

LEBENSSTIL:

1 Twohig-Bennett, C., Jones, A., „The health benefits of the great outdoors: a systematic review and meta-analysis of greenspace exposure and health outcomes". *Environmental Research* (2018).

2 Patel, A.V., Bernstein,, L., Deka, A., Spencer Feigelson, H., Campbell, P.T., Gapstur, S.M., Colditz, G.A., Thun, M.J., „Leisure time spent sitting in relation to total mortality in a prospective cohort of US adults". *American Journal of Epidemiology* (2010). 172:4:419–29.

ERNÄHRUNG:

1 Simopoulos, A.P., „The importance of the ratio of omega-6/omega-3 essential fatty acids". *Biomedicine and Pharmacotherapy* (2002). 56:8:365–79.

2 Czaja-Bulsa, G., „Non coeliac gluten sensitivity – a new disease with gluten intolerance". *Clinical Nutrition* (2015). 34:2:189–94.

3 Johnston, C.S., Kim, C.M., Buller, A.J., „Vinegar improves insulin sensitivity to a high-carbohydrate meal in subjects with insulin resistance or type 2 diabetes". *Diabetes Care* (2004). 27:1:281–82.

4 Prasad, S., Aggarwal, B.B., „Turmeric, the golden spice". *Herbal Medicine: Biomolecular and Clinical Aspects*, 2nd ed. (2011).

5 Lal, B., Kapoor, A.K., Asthana, O.P., Agrawal P.K., Prasad, R., Kumar, P., Srimal, R.C., „Efficacy of curcumin in the management of chronic anterior uveitis". *Phytotherapy Research* (1999). 13:4:318–22.

6 Takada, Y., Bhardwaj, A., Potdar, P., Aggarwal, B.B., „Nonsteroidal anti-inflammatory agents differ in their ability to suppress NF-kappaB activation, inhibition of expression of cyclooxygenase-2 and cyclin D1, and abrogation of tumor cell proliferation". *Oncogene* (2004). 23:57:9247–58.

7 Jurenka, J.S., „Anti-inflammatory properties of curcumin, a major constituent of curcuma longa: a review of preclinical and clinical research". *Alternative Medical Review* (2009). 14:3:277.

8 Hidaka, H., Ishiko, T., Furuhashi, T., Kamohara, H., et al., „Curcumin inhibits interleukin 8 production and enhances interleukin 8 receptor expression on the cell surface: Impact on human pancreatic carcinoma cell growth by autocrine regulation". *American Cancer Society* (2002). 95:6:1206–14.

9 Biswas, S.K., McClure, D., Jimenez, L.A., Megson, I.L., Rahman, I., „Curcumin induces glutathione biosynthesis and inhibits NF-kB activation and interleukin-8 release in alveolar epithelial cells: Mechanism of free radical scavenging activity". *Antioxidants and Redox Signaling* (2004). 7:1–2:32–41.

10 Hurley, L.L., Akinfiresoye, L., Nwulia, E., Kamiya, A., Kulkarni, A.A., Tizabi, Y., „Antidepressant-like effects of curcumin in WKY rat model of depression is associated with an increase in hippocampal BDNF". *Behavioural Brain Research* (2013). 239: 27–30.

11 Lien, H., Sun, W., Chen, Y., Kim, H., Hasler, W., Owyang, C., „Effects of ginger on motion sickness and gastric slow-wave dysrhythmias induced by circular vection". *American Journal of Physiology* (2003). 284:3:G481–9.

12 Lete, I., Allué, J., „Effectiveness of ginger in the prevention of nausea and vomiting during pregnancy and chemotherapy". *Integrative Medicine Insights* (2016). 11:11–17.

13 Halvorsen, B.L., Holte, K., Myhrstad, M.C.W., Barikmo, I., Hvattum, E., Fagertun, S., et al., „A systematic screening of total antioxidants in dietary plants". *Journal of Nutrition* (2002). 132:3:461–71.

14 Ahmed, R.S., Suke, S.G., Seth, V., Chakraborti, A., Tripathi, A.K., Basu, D.B., „Protective effects of dietary ginger (zingiber officinales rosc.) on lindane-induced oxidative stress in rats". *Phytotherapy Research* (2008). 22:7:902–6.

15 Kuriyama, S., „Relation between green tea consumption and cardiovascular disease as evidenced by epidemiological studies". *The Journal of Nutrition* (2008). 138:8:1548S–1553S.

16 Hursel, R., Viechtbauer, W., Westerterp-Plantenga, M.S., „The effects of green tea on weight loss and weight maintenance: A meta-analysis". *International Journal of Obesity* (2009). 33:956–61.

17 Tsartsou, E., Proutsos, N., Castanas, E., Kampa, M., „Network meta-analysis of metabolic effects of olive oil in humans shows the importance of olive oil consumption with moderate polyphenol levels as part of the Mediterranean diet". *Frontiers in Nutrition* (2019). 6:6.

18 Santangelo, C., Filesi, C., Varì, R., Scazzocchio, B., Filardi, T., et al., „Consumption of extra-virgin olive oil rich in phenolic compounds improves metabolic control in patients with type 2 diabetes mellitus: a possible involvement of reduced levels of circulating visfatin". *Journal of Endocrinological Investigation* (2016). 39:11:1295-1301.

19 Jurado-Ruiz, E., Álvarez-Amor, L., et al., „Extra virgin olive oil diet intervention improves insulin resistance and islet performance in diet-induced diabetes in mice", *Scientific Reports* (2019). 9:11311.

20 Esposito, K., Maiorino, M.I., Bellastella, G., Panagiotakos, D.B., Giugliano, D., „Mediterranean diet for type 2 diabetes: cardiometabolic benefits". *Endocrine* (2017). 56:1:27–32.

21 Salas-Salvadó, J., Bulló, M., Babio, N., Martínez-González, M., et al., „Reduction in the incidence of type 2 diabetes with the Mediterranean diet: results of the PREDIMED-Reus nutrition intervention randomized trial". *Diabetes Care* (2010). 34:1:14-19.

REGISTER

22 Beauchamp, G.K., Keast, R.S.J., Morel, D., Lin, J., Pika, J., et al., „Ibuprofen-like activity in extra-virgin olive oil". *Nature* (2005). 437:45–6.

23 Hjorth, E., Zhu, M., Cortés Toro, V., Vedin, I., et al., „Omega-3 fatty acids enhance phagocytosis of Alzheimer's disease-related amyloid-ß42 by human microglia and decrease inflammatory markers". *Journal of Alzheimer's Disease* (2013). 35:4:697–713.

24 Bosetti, C., Filomeno, M., Riso, P., Polesel, J., Levi, L., Talamini, R., Montella, M., Negri, E., Franceschi, S., La Vecchia, C., „Cruciferous vegetables and cancer risk in a network of case-controlled studies". *Annals of Oncolology* (2012). 23:8:2198–2203.

25 Su, X., Jiang, X., Meng, L., Dong, X., Shen, Y., Xin, Y., „Anticancer activity of sulforaphane: the epigenetic mechanisms and the Nrf2 signaling pathway". *Oxidative Medicine and Cellular Longevity* (2018).

26 Josling, P., „Preventing the common cold with a garlic supplement: a double-blind placebo-controlled survey". *Advances in Therapy* (2001). 18:4: 189–93.

27 Morihara, N., Nishihama, T., Ushijima, M., Ide, N., Takeda, H., Hayama, M., „Garlic as an anti-fatigue agent". *Molecular Nutrition and Food Research* (2007). 51:11:1329–34.

28 Różańska, D., Regulska-Ilow, B., „The significance of anthocyanins in the prevention and treatment of type 2 diabetes". *Advances in Clinical and Experimental Medicine* (2018). 27:1:135–42.

Adrenalin 40
Akne 13
Akute Entzündung 11, 13
ALA 51, 61, 122
Alkohol 41
Allicin 76
Altern 13, 40, 72
Alzheimer 13, 14, 68, 70, 72
Amalgamfüllungen 22
Anämie 24
Angst 14
Antibiotika im Essen 49, 54
Antihaftbeschichtungen 22
Antikörper 10, 11
Antioxidantien 17, 62, 65, 66, 74, 78,
    82, 103, 120
Apfelessig 60
Arthritis 13, 20, 44, 68
Asthma 13, 15
Atemübungen 36–37
Atherosklerose 13, 14, 22
Aufmerksamkeitsdefizitstörung 13
Ausschlussdiät 48, 54, 55, 56, 57–58
Autismus 13

Ballaststoffe 48, 60, 74, 79, 91, 97,
    100, 110, 111, 118, 122, 123
Bauchfett 43, 44–45, 59
Bauchspeicheldrüse 19
Beeren 78–79
Berufsbedingter Umgang mit
    Giftstoffen 22
Bewegung 43–45
Beziehungen 38, 39
Biofilme 76
Bio-Lebensmittel 50, 54, 79
Biorhythmus 40, 42, 72
Bioverfügbarkeit 62–63, 72
Bittersalzbäder 42, 83
Blaue Zonen 34
Blaues Licht 40
Blut-Hirn-Schranke 14, 41
Blutsenkung 24
Blutuntersuchung 24
Blutzucker
    Ernährung 48, 59–60, 103
    Insulinresistenz 16, 18–19
    Schlaf 41–2
    Umgang mit 26
B-Vitamine 21, 82
    B3 120

B5 120
B6 40, 41, 83, 97, 120
B9 40, 74, 83, 100
B12 49, 61, 83, 120

Calcium 14, 54
Capsaicinoide 115
Carrageen 82
Chronische Entzündung 11
  Krankheiten in Zusammenhang
    mit 12–15
  Ursachen 16–23
Chronisch-entzündliche
Darmerkrankungen 13, 15, 21, 22, 68
Cortisol 40, 44, 45
C-reaktives Protein 15, 24
Curcumin 62

Darm 15, 16, 18, 21–22, 51
Darmdurchlässigkeit 15, 21, 54, 55, 57
Dehydrierung 80, 81
Demenz 13
Depressionen 13, 14, 43, 70
Diabetes 13, 18, 20, 22, 40, 43, 44, 70
Distress 36
Dopamin 21
Duftkerzen 22
Durst 59, 80

Eisen 24, 49
Eiweiß 49, 97, 118, 122
Ekzeme 13, 15
Endometriose 13, 15
Entgiftung 28
Entzündung, akute 11, 13
Entzündung, chronische 11, 12–15,
  16–23
Entzündungen aufspüren 24–31
Entzündungshemmende
  Lebensmittel 48, 51, 52–3, 59, 62–81
Entzündungsreaktion 10–11; *siehe
  auch* akute Entzündung *und*
  chronische Entzündung
Epigenetik 23
Ernährung
  antientzündliche 48–53
  Ausschlussdiät 48, 54, 55, 56, 57–58
  Blutzucker 48, 59–60, 103
  Darmgesundheit 21, 51
  entzündliche 16–18
  glutenfreie 55–6, 113, 119, 123
  Melatonin 41
  vegane 51, 61, 82
Eustress 36
Exposom 23

Farben 22
Farbstoffe 56

Ferritin 24
Fette
  gesunde 48, 50, 60
  raffinierte 17, 56
Fettfisch 50, 68–69
Fettleibigkeit 13, 18, 22
Fettsäuren 21, 49, 50–51, 54, 61, 68,
  70, 72, 82, 103, 104, 114, 122
Feuerhemmende Mittel 22
Fisch 22, 49, 50, 68–69, 103, 104, 113,
  114, 115
Fleisch 49, 56
Folsäure *siehe* B-Vitamine: B9
Fortpflanzungsorgane 13, 15, 20
Freie Radikale 17, 65, 66, 82
„Frei von"-Produkte 55–56
Freude 34, 39
Fruchtbarkeitsprobleme 13, 15

Gamma-Aminobuttersäure 21
Garmethoden, gesunde 52–53
Gehirn 14, 27
Gehirnnebel 55, 59, 80
Gene 23
Genetisch veränderte Lebensmittel
  56
Gewicht 12, 16, 44–45, 59
Giftstoffe 22
Gluten 55
Glutenfreie Ernährung 55–56, 113,
  119, 123
Glykämische Variabilität 59
Goitrogene 75
Grüner Tee 66–67
Günstige Lebensmittel 50

Hashimoto-Thyreoiditis 13, 15
Hauptzutaten
  Avocados 88, 115, 120
  Beeren 87, 122, 123
  Blumenkohl 103, 116
  Brokkoli 95, 100, 118
  Brot 100
  Buchweizenmehl 93
  Butternusskürbis 97
  Chiasamen 90, 122, 123
  Eier 93, 94
  Fisch 103, 104, 113, 114, 115
  gelbe Erbsen 111
  grüne Bohnen 110
  Grünkohl 88
  Hähnchen 105, 107, 108, 110, 118
  Haferflocken 90, 91, 123
  Haselnüsse 91, 100
  Joghurt 95
  Kartoffeln 104
  Kefir 87
  Kichererbsen 96, 107

Kokosmilch 86, 87, 88, 110, 111
Kurkuma 86, 94
Linguine 114
Mandelbutter 108
Mandeldrink 86, 87, 90, 93, 122
Matcha-Pulver 88
Minze 87
Misopaste 105, 108
Möhren 98, 106
Pilze 105
Puy-Linsen 97
Quinoa 101
Radicchio 101
Reis 110, 118
Rhabarber 91
Rosenkohl 98
Rotkohl 98
Salat 108
Schokolade 120
Spaghetti 113
Spinat 94, 105, 110, 111
Süßkartoffeln 106
Tomaten 100, 101, 104, 116
Walnüsse 98, 119
Ziegenkäse 116
Zucchini 95, 114, 119
Haut 13, 15, 68, 80
Herzinfarkt 14, 68
Herzkrankheit 12, 13, 24, 40, 43, 44, 83
Hirnanhangdrüse 28
Histamin 10, 11
Hormone 14, 29, 40
hs-CRP 24
Hundertjährige 34
Hypothyreose 15

Immunsystem 10–11, 21, 30
Infektion 20
Ingwer 64–65
Insulinresistenz 16, 18–19, 45

Jod 75

Knoblauch 76–77
Knochen 14
Koffein 40, 41, 59, 61, 66
Kohlenhydrate 19, 56, 59
Kopfschmerzen 12, 80
Kosmetik 22
Krafttraining 45
Kräuter und Gewürze 48, 60
Kräutertee 42
Krebs 12, 13, 22, 23, 40, 43, 44, 75
Kreuzblütlergemüse 74–75
Kurkuma 62–63

Leaky-Gut-Syndrom 15, 21, 54, 55, 57
Lebensmittel, günstige 50

Lebensmittelunverträglichkeit 15, 48
Lebensstil 23, 30, 34–45
Leberkrankheiten 22
Leptin 44
L-Theanin 66
Lufterfrischer 22
Luftverschmutzung 15
Lunge 15
Lupus 68
Lyme-Borreliose 20

Magen-Darm-Trakt 21, 27; *siehe auch* Darm
Magnesium 40, 83, 41
Matcha-Pulver 67, 88
Medikamente 21, 40, 41, 65
Meditation 36, 45
Melatonin 40–41, 72
Metabolisches Syndrom 22, 43
Milchprodukte 54
Müdigkeit 12, 13, 19, 59, 80
Muskeln 14, 45

Nährstoffreiche Lebensmittel 50–51
Nahrungsergänzungsmittel 83
Natur, Zeit in der 38
Nebennieren 28
Nervensystem 27
Nieren 15

Öle
    Kochen 52
    Olivenöl 70-1
    raffinierte 17, 50, 56
Omega-Fettsäuren 49, 50–51, 61, 68, 70, 72, 82, 103, 114, 122
Osteoporose 14
Oxidativer Stress 17, 51, 65

Parkinson 14
Pasteurisierung 54
Pestizide 22, 49, 50, 54
Phytinsäure 56, 72
Phytosterole 70
Polychlorierte Biphenyle 49
Polyphenole 66, 70, 72, 78, 120
Polyzystisches Ovarialsyndrom 13, 15
Präbiotika 21, 48, 51, 91
Probiotika 21, 48, 51
Proteine 49, 97, 118, 122
Psoriasis 13, 15, 68
Putzmittel 22

Quecksilber in Fisch 22, 49, 56

Rauchen 15, 23
Reizbarkeit 59, 80
Reizdarm 21, 54

Resistente Stärke 51
Resolvine 69
Rezepte
    Avocado-Matcha-Smoothie 88
    Avocado-Schokomousse 120
    Beeren-Minz-Smoothie 87
    Blaubeer-Hafer-Riegel 123
    Blumenkohl-„Reis"-Sushi 103
    Blumenkohlpizza 116
    Buchweizen-Frühstückspfannkuchen 93
    Chia-Vanille-Sommerpudding 122
    Glutenfreies Zucchini-Gewürzbrot 119
    Grillmakrele mit Zitronenkruste 115
    Grüne Frühstückspuffer 95
    Guacamole 115
    Hähnchen-Brokkoli-Pfanne 118
    Hähnchen-Kokos-Curry 110
    Hähnchen-Mandelbutter-Päckchen 108
    Haselnuss-Porridge mit Rhabarber 91
    Italienischer Brokkolisalat 100
    Krautsalat „Rainbow" 98
    Kurkuma-Kokosmilch-Latte 86
    Linguine mit Lachs, Zucchini und Spargel 114
    Linsensalat mit geröstetem Kürbis 97
    Mediterrane Fischsuppe 104
    Misosuppe mit Hähnchen und Pilzen 105
    Möhren-Süßkartoffelsuppe 106
    Overnight Oats mit Blaubeeren 90
    Quinoa-Taboulé mit Radicchio 101
    Rührei mit Kurkuma 94
    Schawarma-Hähnchen-Wraps 107
    Spaghetti mit Sardinen und Kapern 113
    Tarka Dal aus gelben Erbsen 111
    Tsatsiki 95
    Würzig geröstete Kichererbsen 96
Rosazea 15

Salz 48
Sarkopenie 14
Schilddrüse 13, 14, 15, 75
Schimmel in Gebäuden 22
Schlaf 40–42, 59
Schlaganfall 12, 13, 24, 43, 44
Schuppenflechte 13, 15, 68
Schwangerschaft 24, 68
Schwindel 80
Selbstdiagnose 26–31
Selbstfürsorge 39
Selen 68

Serotonin 21
Sexuell übertragbare Krankheiten 20
Sitzen 14, 23, 43
Social Media 39
Sodbrennen 21
Soja 56
Sonneneinstrahlung 40, 42, 82
Squalen 70
Steroide 54
Stress 20, 40, 45
Stressmanagement 36–39
Stütz- und Bewegungsapparat 29
Sulforaphan 74, 75
Süßungsmittel 18, 56

Taille-Hüft-Verhältnis 45
Tätowierungen 22
Technik, Verhältnis zur 39
Tee, grüner 66–67
Test: Wie entzündet ist Ihr Körper? 26–31
Thiosulfinate 76
Toxine 22
Toxische Situationen 38–39
Tryptophan 41

Umweltverschmutzung 22, 28

Vagusnerv 21
Vegane Kost 51, 61, 82
Veganer 51, 61, 82
Verstopfung 80
Viszerales Fett 43, 44–45, 59
Vitamin A 50, 68, 82, 120
Vitamin C 74, 79, 82, 100, 120
Vitamin D 14, 50, 54, 61, 68, 82
Vitamin E 50, 70, 72, 74, 100, 120
Vitamin K 21, 50, 56, 70, 74, 82, 100, 120
Vitamin-B-Gruppe 21, 40, 41, 49, 61, 74, 82, 83, 97, 100, 120

Wachstumshormone 49, 54
Walnüsse 72–73
Wasser 22, 48, 80–81
Wasserlassen 59, 80
Weiße Blutkörperchen 10, 11
Wurzelkanäle 20

Xanthan 119

Yoga 36, 42, 45

Zahnprobleme 16, 20, 22
Zink 40, 41, 68, 97
Zöliakie 55
Zucker 16, 56
Zusatzstoffe 56
Zytokine 10, 11, 14, 20, 45, 69

DANKSAGUNG DER AUTORIN

Ich möchte meiner Familie danken – dafür, dass sie mich immer ermuntert und sich für alles, was ich tue, begeistert. Danke an dich, James, für deine Liebe, deinen Beistand und deinen endlosen Vorrat an Kräutertees! Danke, Lenny, du kostbares Wesen, du hast mir so gutgetan! Danke, Jonathan – dafür, dass du mir geholfen hast, meine eigene Gesundheit wiederzufinden, und mich dazu inspiriert hast, auf diesem Gebiet tätig zu werden. Deine Fürsorge und dein Expertenwissen haben schon Vielen geholfen. Auch meinem Verlagsteam möchte ich danken, besonders Victoria und Lisa: Danke für eure Unterstützung und euren Zuspruch während dieses ganzen Prozesses, und danke dir, Heather, für die wirklich köstlichen Rezepte!

Anoushka Davy

BILDNACHWEIS

Adobe Stock: S. 14–15 **Shutterstock, Inc:** S. 4 l., S. 8 Spectral-Design; S. 5 l., S. 46 Jukov Studio; S. 11 Designua; S. 17 SGr; S. 18 Fuss Sergey; S. 20 Musjaka; S. 25 Andrey_Popov; S. 45 Olimpik; S. 49 tetxu; S. 51, 60 Oksana Mizina; S.55 PageSeven; S. 59 New Africa; S. 63 Fascinadora; S. 64 I Ketut Tamba Budiarsana; S. 68 Marian Weyo; S. 69 Photosiber **Unsplash:** S. 4 r., S. 32 Blubel; S. 34 Jon Flobrant; S. 35 Yannic Laderach; S. 37 Simon Migaj; S. 38 Julian Schultz; S. 41 David Mao; S. 61 Nathan Dumlao; S. 66 Anton Darius; S. 67 Matcha & Co; S. 70 Roberta Sorge; S. 73 Wouter Supardi Salari; S. 74 Monika Grabkowska; S. 77 Tijana Drndarski; S. 78 Katie Bernotsky; S. 80 Joseph Greve **Izy Hossack © Welbeck Non-Fiction Limited:** S. 5 r., S. 84–121.

Chefredakteurin: Victoria Marshallsay
Designerin: Louise Evans
Fotograf: Izy Hossack
Food-/ Prop-Stylistin: Dominique Eloise Alexander
Lektorin: Jane Birch
Korrektorin: Anna Cheifetz
Register: Angie Hipkin
Produktion: Gary Hayes